癌症可防可治:你问我答

主 编:郑 树 张苏展 袁 瑛

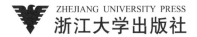

ZHEJIANG UNIVERSITY PRESS
浙江大学出版社

图书在版编目(CIP)数据

癌症可防可治:你问我答 / 郑树,张苏展,袁瑛主编.—
杭州:浙江大学出版社,2018.4
ISBN 978-7-308-15748-3

Ⅰ.①癌… Ⅱ.①郑… ②袁… Ⅲ.①癌—防治—问
题解答 Ⅳ.①R73-44

中国版本图书馆 CIP 数据核字(2016)第 079633 号

癌症可防可治:你问我答

郑 树 张苏展 袁 瑛 主编

责任编辑	张 鸽 代小秋	
责任校对	季 峥	
封面设计	黄晓意	
出版发行	浙江大学出版社	
	(杭州市天目山路 148 号 邮政编码 310007)	
	(网址:http://www.zjupress.com)	
排 版	杭州星云光电图文制作有限公司	
印 刷	杭州钱江彩色印务有限公司	
开 本	880mm×1230mm 1/32	
印 张	7.125	
字 数	170 千	
版 印 次	2018 年 4 月第 1 版 2018 年 4 月第 1 次印刷	
书 号	ISBN 978-7-308-15748-3	
定 价	35.00 元	

《癌症可防可治:你问我答》

编委会

主　编:郑　树　　张苏展　　袁　瑛

副主编:丁克峰　　宋永茂　　陈益定

　　　　魏启春　　陈丽荣

编　　委(按姓氏拼音排列):

前　言

　　癌症是严重威胁人类健康的一大类疾病。随着医学的发展,有些癌症(如宫颈癌、食管癌)的死亡率有所下降。但受人口老龄化、生活方式改变及环境污染等因素的影响,我国的整体癌症发病率呈现逐年上升趋势。根据 2013 年全国肿瘤登记结果,目前我国癌症发病率为 235/10 万,死亡率为 144.3/10 万。癌症是仅次于心脑血管疾病和交通事故的第三大致死原因。

　　世界卫生组织在 20 世纪 80 年代就提出控制癌症的三个 "1/3 战略":即 1/3 患者的癌症是可以预防的;1/3 癌症患者是可以被早期发现并经治疗而得以痊愈的;另外 1/3 癌症患者也能通过现有的医疗措施来提高生存质量,改善预后。《中国癌症防治三年行动计划(2015－2017 年)》也提出了 "坚持预防为主、防治结合、中西医并重,加强癌症防治体系建设,提高癌症防治能力,实施癌症综合防治策略和措施" 的总目标,以及 "癌症防治核心知识知晓率达到 60％""重点癌症早诊率达到 50％" 的具体目标。

　　癌症防治不仅是一个医学难题,而且是一项复杂的社会工程。作为医务工作者,我们有责任向大众普及有关癌症的发生、发展、诊断、治疗和预防等方面的知识,同时紧跟医学发展前沿,将癌症相关的最新知识用既科学又通俗的形式普及于大众,这也正是本书成书的意义所在。

本书是肿瘤外科、肿瘤内科、放疗科、病理科、肿瘤研究所以及其他各相关科室多名专家和专业工作者辛勤劳动的结晶。相信本书的出版会对我国的肿瘤防治工作起到一定的推动作用,衷心希望癌症患者及其家属通过阅读本书能够更多地了解癌症,从而使其更加坚定战胜癌症的信念,也希望能为那些初涉肿瘤临床治疗的医生们提供帮助和参考。

郑 树

2018 年 3 月

目　录

第一篇　总　论

第二篇　各　论

第一篇　总　论

第一章　什么是肿瘤？

1. 有肿块就是肿瘤吗？

在临床上，肿瘤中的实体瘤大多是以肿块的形式出现的，但白血病等血液肿瘤则少有肿块出现。身体出现肿块不等于罹患肿瘤，如炎症时出现的肿胀、创伤时出现的血肿等均表现为肿块，却不是肿瘤。发现肿块并不意味着得了肿瘤。要确诊是否为肿瘤，需要由临床医生结合各类检查结果和患者病史做出综合判断。

2. 肿瘤细胞的本质是什么？

肿瘤是机体在多种内在和外在因素作用下，细胞异常增生而形成的新生物。肿瘤细胞是肿瘤的主要成分，具有组织来源特异性，也决定了肿瘤的生物学特点以及每种肿瘤的特殊性。肿瘤细胞主要具有以下十大特征：抵抗细胞死亡；无限复制和增殖；组织浸润和转移；生长信号自给自足；对抑制生长信号不敏感；持续的血管生成；逃避免疫监视；促进炎症反应；能量代谢异常；基因组不稳定。据大量实验研究表明，正常细胞转化为肿瘤细胞及癌的形成和发展是多步骤、多阶段的过程。它是以细胞遗传物质中致癌基因的激活与肿瘤抑制基因的失活为基础的，是环境因素与遗传物质相互作用的结果。

3. "肿瘤细胞由正常细胞转变而来"的认识对吗？

肿瘤细胞是由机体内正常细胞转化而来的，而不是由外界入侵的。致癌因素作用于正常细胞内的遗传物质，引起遗传密

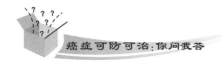

码的改变，并且随细胞的增殖将发生改变的遗传密码传给子代细胞，这时的细胞即使脱离了致癌因素的作用，也能够持续地自我增殖。

4. 什么叫基因、癌基因和抑癌基因？

人类体细胞中有 23 对染色体，其中 22 对是男女所共有的常染色体，另有 1 对是决定性别的性染色体，女性为 XX，男性为 XY。每个染色体中的基因组 DNA 是细胞遗传的物质基础，所以说基因是细胞遗传信息的载体。

癌基因是指能导致细胞恶性转化的核酸片断，也被称为原癌基因。来自病毒的为病毒癌基因，来自细胞的为细胞癌基因。从病毒、动植物到人类的正常细胞中，都有这样的核酸片断。多数癌基因在正常细胞中行使着重要的生理调控功能，但当癌基因表达失控发生改变或被激活后，正常细胞就可能转化为恶性细胞。

所谓抑癌基因就是指能抑制细胞癌变的基因，又被称为抗癌基因。抑癌基因一旦丢失或突变失活，也会导致细胞癌变。因此，就细胞本身而言，肿瘤的发生、发展是由癌基因的激活和抑癌基因的失活造成的。

5. 什么叫肿瘤抗原与单克隆抗体？

在细胞癌变时，肿瘤细胞多可大量产生正常细胞中含量甚少或所没有的蛋白，这些肿瘤细胞特征性蛋白就是肿瘤抗原。肿瘤抗原可分为肿瘤特异性（移植）抗原和肿瘤相关抗原，后者又被分为分化抗原和癌胚抗原。肿瘤抗原由肿瘤细胞分泌入体液（主要是血液）中，成为肿瘤诊断、疗效判断和监测预后的重要标志。目前，临床应用的肿瘤抗原主要有甲胎蛋白、癌胚抗原和前列腺特异性抗原等。

　　肿瘤单克隆抗体有别于多克隆抗体，后者化学性质不均一，特异性较差，系由肿瘤抗原纯化困难所致。1975 年，英国 Kohler 及 Milstein 建立了 B 淋巴细胞杂交瘤技术，可在体外培养条件下定向地制备抗体。由于抗体来自单克隆的杂交瘤细胞，故被称为单克隆抗体。

　　单克隆抗体的化学性质均一、特异性强，可用于癌症诊断，如单克隆抗体甲胎蛋白可用于肝癌诊断，约 70％ 的原发性肝癌患者可见甲胎蛋白水平升高。单克隆抗体也被用于癌症治疗，已有数十个抗肿瘤单抗药物被批准用于临床治疗，如治疗转移性结直肠癌的贝伐单抗和西妥昔单抗，治疗 HER2 基因过表达乳腺癌的曲妥珠单抗等。

6. 良性肿瘤中，有没有对人有严重危害的？

　　肿瘤的良、恶性一般指肿瘤的生物学特性，是根据其对机体的危害性不同而进行区分的。凡有浸润、转移能力并能导致宿主患病死亡的肿瘤被公认为恶性肿瘤，也称癌症；反之，无浸润、转移能力，生长缓慢，对机体影响较小的肿瘤被称为良性肿瘤。当然还有一些肿瘤可介于良、恶性之间，有潜在恶性或低度恶性，被称为交界性肿瘤。

　　良性肿瘤一般对机体影响不大，但可造成局部压迫和阻塞的症状及体征，如：食管平滑肌瘤可造成渐进性吞咽困难；肠道良性肿瘤可造成肠套叠、肠梗阻；颅内良性肿瘤可压迫脑组织和阻塞脑脊液循环，引起颅内压增高和相应的神经症状。一些良性肿瘤可引起出血，偶尔可发生危及生命的大出血。少数具有内分泌功能的良性肿瘤可引起巨人症或肢端肥大症；胰岛细胞瘤可致低血压；胃泌素瘤可致顽固性胃溃疡。占据重要生命中枢的良性肿瘤，如：位于脑干者，可诱发心跳和呼吸骤停而导致

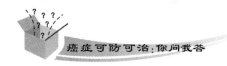

死亡;位于脊髓者,可导致截瘫。因此,少数良性肿瘤也会对人体产生严重危害。

7. 良性肿瘤能否转变为恶性肿瘤?

有些良性肿瘤继续发展可以转变为恶性肿瘤。良性肿瘤的恶变被称为癌变或肉瘤变。如鳞状细胞乳头状瘤可恶变为鳞状细胞癌;腺瘤可恶变为腺癌;间叶性良性肿瘤可恶变为间叶性肉瘤;畸胎瘤可恶变为畸胎癌或恶性畸胎瘤等。各种良性肿瘤恶变率相差很大,如皮肤乳头状瘤很少发生癌变,但胃肠道绒毛状腺瘤的癌变率可高达50%。

8. 癌症的转移究竟是怎么回事?

转移是恶性肿瘤的基本特征之一,是指肿瘤细胞脱离原发瘤后通过淋巴管、血管或浆液腔等到达不相连续的远隔部位生长,形成转移瘤,或称继发性肿瘤。经淋巴转移的转移瘤,常先出现于原发癌所在部位的邻近淋巴结。肿瘤细胞也可先在淋巴管内定居增殖,当阻塞淋巴管后,可造成淋巴液反流,形成逆行性转移。肿瘤细胞也可以通过胸导管进入血液循环,发生血道转移。血道转移是由肿瘤细胞侵入血管所致,最常见血道转移部位为肺、肝和骨。如消化道癌症的肿瘤细胞常沿门静脉转移到肝脏,乳腺癌的肿瘤细胞常转移到肺等。肿瘤细胞的转移将给局部根治手术造成困难。

9. 癌和肉瘤都是恶性肿瘤,那么该如何区分?

癌和肉瘤虽都是恶性肿瘤,但其组织学和行为学特点是不一样的,其主要区别有下列几点。

(1)组织起源不同:癌多起源于原始上皮细胞,肉瘤则多起源于原始间叶细胞。

(2)发生率不同:在人体恶性肿瘤中,癌多见,约占所有恶性肿瘤的 85％；而肉瘤则较少见。

（3）大体特点不同：癌发生于人体有上皮细胞的部位，多长在体表和腔道表面，常呈突起性生长，少量长在深部组织者呈浸润性生长，边界不清楚；而肉瘤多发生于深部软组织或骨，以膨胀性生长为主，边界较清楚，无完整包膜。

（4）组织特点不同：癌的细胞多呈巢、条索、腺管状排列，与周围间质分界清楚；而肉瘤的细胞多弥漫分布，肿瘤细胞与周围间质常无清楚分界。

（5）转移方式不同：癌以淋巴转移为主，常侵犯淋巴结；而肉瘤则以血道转移为主，常转移到肺、肝和骨。

如果癌和肉瘤同时在一处发生，则称为癌肉瘤。

10. 癌前病变是否就是癌？

癌前病变泛指一切有潜在可能性发展成癌的病变，即指一些较易发生癌变而本身不是癌的病变。如黏膜白斑、老年皮肤角化病、胃肠道腺瘤、腺囊性增生病及经久不愈的慢性溃疡等均属于癌前病变。经一段时间演变后，有些可转化为癌。在这些病变中，如出现细胞的异型增生，则癌变的风险更高。

对癌前病变应做好恰当治疗和密切随访。这在防癌、及时发现早期癌及提高癌的治愈率等多方面（在癌症的预防、早期诊断及治疗）均具有重要意义。

11. 恶性肿瘤如何分类、分级和分期？

良、恶性肿瘤都要进行病理组织学分类和分级。分类方法是先按其组织来源分为上皮性、间叶性或神经性三大类，再确定其细胞类型，最后归入良性或恶性肿瘤。分类反映了肿瘤的组织来源和良、恶性。

组织学分级一般针对恶性肿瘤。分级的主要依据是肿瘤细胞的分化成熟程度：分化越成熟，恶性程度越低，级别也越低；反之，分化越差，越不成熟，则恶性程度越高，级别越高。目前，一般提倡恶性肿瘤的综合分级法，按分化程度将恶性肿瘤分为高分化、中分化和低分化三级，较简单易行。组织学分级对指导临床治疗、判断预后都有重要意义。

按恶性肿瘤病程发展的不同阶段，临床上需将肿瘤进行分期。综合分期的依据一般包括原发肿瘤的体积，浸润的深度和范围，是否累及邻近器官，有无局部和远处淋巴结转移及有无血道远处转移等，即按肿瘤的早、中、晚期而将恶性肿瘤分为 3～4 期。国际上流行 TNM 分期法，T（Tumor）表示原发肿瘤，N（Lymph node）表示淋巴结转移，M（Metastasis）表示远处转移，各期均有不同标准。肿瘤分期是医生选择临床治疗方案、判断患者预后的重要依据。

第二章 为什么会得癌症,癌症是如何发生的?

1. 全球人类癌症发病情况如何?

癌症是人类死亡的主要原因之一。据世界卫生组织估计,2012 年全球有 1410 万新发癌症患者,有 820 万人因癌症死亡,有 3260 万人患癌生存。其中,非发达国家和地区的癌症死亡人数占所有癌症死亡人数的 65%(530 万人),患癌人数占所有患癌人数的 48%(1560 万人)。癌症死亡人数占所有非传染性疾病死亡人数的 22%。

2. 我国癌症(流行)发病怎样?

据国家癌症中心全国肿瘤登记办公室对全国 145 个癌症登记点覆盖近 1.6 亿人口的数据统计,2010 年癌症登记地区癌症发病率(粗率)为 235.23/10 万,其中男性发病率为 268.65/10 万,女性发病率为 200.21/10 万。登记地区人口终生(0~74 岁)累积发病率为 21.11%。我国每年新发恶性肿瘤患者数为320 万左右。

3. 我国常见恶性肿瘤有哪些?

据国家癌症中心全国肿瘤登记办公室对全国 145 个癌症登记点覆盖近 1.6 亿人口的数据统计和推测:2010 年,我国最常见的恶性肿瘤依次为肺癌、胃癌、肝癌、食管癌、结直肠癌;乳腺癌是女性最常见的恶性肿瘤,宫颈癌也很常见。2010 年,我国恶性肿瘤中死亡率排名前 7 位的依次为肺癌、肝癌、胃癌、食管癌、结直肠癌、乳腺癌和胰腺癌。

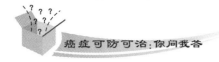

4. 我国常见癌症的发病趋势如何?

随着我国经济发展和人们生活水平的提高,我国恶性肿瘤发病谱逐渐趋向于与发达国家的恶性肿瘤发病谱相类似,但仍保留了发展中国家恶性肿瘤的发病特征。在我国,肺癌、乳腺癌和结直肠癌等的发病率逐渐上升,且胃癌、食管癌、肝癌等恶性肿瘤的发病率尚未得到控制,甲状腺癌因体检而被大量检出,胰腺癌、前列腺癌和膀胱癌等原本较为罕见的恶性肿瘤的发病率也逐渐上升。

5. 浙江人最容易得哪些癌症?

据浙江省肿瘤防治办公室统计,2010 年浙江省恶性肿瘤报告发病率为 339.59/10 万,较 2009 年上升 9%。其中,肺癌、胃癌、结直肠癌和肝癌为主要恶性肿瘤,占恶性肿瘤报告总发病数的 50%。

2010 年,浙江省发病前 10 位的癌症依次为肺癌、胃癌、结直肠癌、肝癌、乳腺癌、甲状腺癌、食管癌、胰腺癌、淋巴瘤和脑肿瘤。

6. 癌症给我们造成哪些危害?

癌症给我们造成的危害是巨大的,包括因癌症所致的寿命减少和其他经济损失。衡量癌症危害严重程度的重要指标是某区域内一定人群中恶性肿瘤新发病例数和死亡数。近几十年来,我国癌症发病率和死亡率一直呈上升趋势,因癌症所导致的损失正逐年增加。罹患癌症所需的诊断、治疗、康复、护理、临终医护等费用被称为直接费用;而罹患癌症造成的劳动能力丧失所致的当前和以后的生产损失则被称为间接费用。但用上述方法来估计癌症所致的损失只是粗略估计。直接费用内尚未包括因病造成的非医疗开支,如患者和探望者的交通费用、特殊饮食费用、增加的家务开支、患者重新职业培训和教育的费用等。间接费用内也未包括患者的亲属、朋友因探望和护理患者而损失的工作时间,用工资收入水平来估计癌症患者因死亡而给社会造成的经济损失也是低估的。而且因癌症造成患者亲属、朋友等在精神心理方面的无形损害亦难以估计。因此,癌症给个人、家庭及社会造成的危害是十分巨大的。

7. 哪些化学物质在与人直接接触后可致癌?

200多年前,英国Pott医生发现扫烟囱工人的阴囊癌多发,认为这与其多年接触煤灰和沥青有关。20世纪初,日本人山极胜三郎和市川厚一用煤焦油涂抹兔子的耳朵,成功地诱发了局部皮肤癌,从而引起了研究者对化学物质对人体致癌作用的关注。此后,多环芳烃化合物(如苯并芘)从煤焦油中被分离出来,并被证明是致癌的。现已证明,1000多种化学物质能诱发动物肿瘤。这些化学物质包括:烷化剂,如氮芥;多环芳烃化合物,如3,4-苯并芘;芳香胺类化合物,如联苯胺与萘胺;氨基偶氮染料,如邻位氨基偶氮甲苯(OAAT);亚硝胺化合物,如亚硝胺等。其中,苯并芘、亚硝胺是强致癌化合物,前者在香烟燃烧,脂肪、煤炭、石油中不完全燃烧,以及用烟直接熏制鱼、肉时均能生成;后者可由胺类(二、三、四级)与亚硝酸盐在体内外合适的条件下合成,而胺类与亚硝酸盐比较广泛地分布在人类的食物和体内外环境中。吸烟烟气中的致癌物质多达数十种,是目前最应该避免接触的直接致癌物质。

8. 我们需要提防哪些间接致癌物质?

间接致癌物质是指间接作用的致癌物质,即致癌物质需经酶的代谢产生最终致癌物质,并共价结合到生物大分子上而引起细胞癌变。如二甲基亚硝胺(NDMA)致癌作用的可能机制是在体内共价结合到肝脏的核酸上。我国学者研究发现,食管癌高发区的食物样品(如玉米面、小米馒头、酸菜)中的甲基亚硝胺含量高于食管癌低发区,且食管癌高发区食物中存在的硝酸盐和亚硝酸盐含量也比食管癌低发区高。二级胺是植物和动物蛋白质的中间代谢产物,在自然界广泛存在。谷类、鱼类、肉类、茶、烟中均有一定量的二级胺。在食品加工过程中,蛋白质的分解也可能产生二级胺。因此,我们需要提防这些间接致癌物质。

9. 我们在日常生活中需要注意哪些植物致癌物质?

植物致癌物质正逐渐引起人们的重视,因为人们在日常生活中所接触的植物致癌物质及其产物也有不少,如:烟草中的尼古丁、亚硝胺;新鲜蔬菜烹调后过夜产生的亚硝胺;蕨菜中含有的单宁酸类、莽草酸和枥皮黄酮;紫草科植物中的西门非草素、单宁酸类;防风草根、香菜及芹菜中的补骨脂;槟榔中的槟榔素;香料和调料物品中的黄樟素、香豆素;植物油中的巴豆油、补骨脂类、脂肪酸;饮料中的单宁、苯乙酸、槲皮黄酮、罗丁;草药中的千里光碱、天芥菜碱、血根碱和细辛脑等。在"回归大自然"的口号下,越来越多的自然食品进入人们的生活,故应予以注意。目前,人们对植物致癌物质的警惕性不高。此外,食用被黄曲霉毒素污染的植物类食物也易引发癌症。

10. 需要加强职业防护的职业性致癌物质有哪些?

某些金属和类金属是构成无机致癌物质的主要类型,如铬、镍、砷等可引起人和动物肿瘤。在铬酸盐工厂,工人的肺癌患病率高;镀铬的工人也较易发生肺癌。镍矿工人和炼镍工人的肺癌、鼻窦癌发病率较高。金属致癌的主要接触方式为吸入,以及污染皮肤后的吸收,主要与职业有关。因此,应加强工人的职业防护。从事石棉作业的工人容易得胸膜间皮瘤。现代工业所造成的环境污染已经成为新的职业性致癌因素,包括与污染的水、土壤、空气的接触。

11. 霉菌毒素是自然产生的致癌物质吗?

霉菌毒素是自然产生的致癌物质。20世纪60年代早期,黄曲霉毒素强致癌性的发现表明,致癌物质也可以是某些霉菌和微生物的代谢产物。因此,自然界中存在很多种可导致癌症发生的致癌物质。

在多种微生物产生的代谢物质中,经检测有致癌活性的主要是霉菌毒素。它们大多由环境中的真菌产生。霉菌毒素往往是自然污染物,通过污染食物而进入人体致癌。科学家们对黄曲霉毒素做了大量研究后发现,它是人类肝癌的重要致病因素之一。食品污染黄曲霉毒素是许多地区肝癌高发的原因;黄曲霉毒素也是暴露于黄曲霉毒素的工人肝癌发病率高的原因,如磨坊工人暴露于含有黄曲霉毒素的灰尘中,肝癌发病率高。

12. 射频和微波辐射能否致癌?

研究证实,放射线能致癌。放射线是电磁辐射。因此,有人怀疑射频和微波辐射是否也有致癌的可能。射频和微波辐射主要指无线电波,包括移动电话、无线网络、电力输送和微波炉辐射等。然而,大多数研究结果对此持否定态度,认为射频和微波辐射所产生的放射性能量太小,不能直接改变人体细胞中的DNA和化学键,不太可能直接致癌。有人对长期在微波干扰台工作的人员和几万名雷达兵进行调查研究,结果也没有发现支持微波诱发癌症的证据。2011年,世界卫生组织下属的国际癌症研究机构发布了关于电磁场健康风险的评估报告。该报告认为,关于使用移动电话可导致神经胶质瘤与听神经瘤的证据十分有限,同时关于电磁场引起其他健康风险的证据也不够充分。现有的证据亦不足以证明超低频磁场与儿童白血病之间存在因

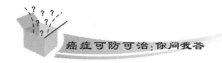

果关系。而对于儿童或成年人的其他癌症等疾病，世界卫生组织工作组认为，超低频磁场与这些疾病之间存在因果关系的证据比与儿童白血病存在因果关系的相关证据还要更弱一些。对于某些癌症(比如乳腺癌)，现有证据已表明电磁场与其发生无关。

13. 吸烟与哪几种癌症的发生有关？

吸烟是危害人类健康的大敌，它不仅危害吸烟者本人的健康，而且污染环境，危及周围不吸烟者，尤其是孕妇和儿童。吸烟危害健康的结论最早见于 20 世纪 20 年代和 30 年代有关吸烟与肺癌因果关系的文献中。研究调查后的结论是：吸烟确实与男性罹患肺癌有着密切的因果关系，吸烟作为肺癌的致病因素，远超其他致病因素的作用。虽然现有的关于妇女罹患肺癌与吸烟关系的研究资料较少，但也显示相同的结论趋向，而且有研究表明肺癌的发生风险与吸烟时间的长短和每日吸烟支数呈显著的正相关关系，一旦戒烟，则其发生肺癌的风险降低。迄今，众多的研究资料进一步肯定了上述结论，并且出现更多可以证实吸烟与肺癌因果关系的证据。研究还发现，吸烟与喉癌、口腔癌、食管癌、膀胱癌、肾癌及胰腺癌等有关，会导致这些肿瘤的发生率上升。新英格兰杂志报道，2005 年，中国估计有 28.0% 的男性肿瘤死亡和 5.7% 的女性肿瘤死亡归因于吸烟。上海的研究显示，吸烟是诱发上海市区男性肺癌、膀胱癌及喉癌的主要原因，归因危险度(即贡献度)分别为 75%、71% 和 78%；吸烟也是诱发男性胃癌和肾癌的重要原因，归因危险度分别为 25% 和 29%。吸烟对女性恶性肿瘤(主要为肺癌)的归因危险度为 28%。

因此，不吸烟以及避免二手烟是预防癌症的一个极为有效的方法。据此推算，如果人人都不吸烟，则肺癌死亡率可降低 75% 左右。因此，烟民戒烟，尤其是中青年人戒烟，可望使肺癌及其相关癌症的发病率大大降低。

14. 哪些不良生活习惯易引起癌症?

(1)吸烟:吸烟者发生癌症的风险显著高于不吸烟者,癌症中与吸烟关系最密切的是肺癌,而且患者戒烟后发生肺癌的风险也可能明显下降。

(2)过量饮酒:指饮酒超出了适量饮酒的标准或可接受程度。过量饮酒会增高上颌窦癌、咽癌、喉癌、食管癌及直肠癌的发生率。过量饮酒还可导致饮酒者肝硬化,继而使肝癌的发生率升高。

(3)饮食不当:长期食用过于精细、纤维素甚少、含大量脂肪尤其是胆固醇和蛋白质食物者,发生大肠癌的概率显著高于食用食物中含大量粗纤维及较少胆固醇者;习惯进食霉制食物、腌制食物和加工肉类等的人,发生多种肿瘤的概率增大;在缺乏新鲜蔬菜、水果的地区,胃癌和食管癌的发生率增高。

目前,医学界认为控烟是预防肺癌的最有效措施,也可使其他癌症的发生率降低。如果全民不吸烟,则可以使得癌症发病率降低 35% 左右。也就是说,如果全民不吸烟,那么癌症的发生就会减少 1/3 左右。

15. 为什么饮食、营养与癌症有关?

人体通过摄取、消化、吸收和利用食物中的营养素以维持生命活动。食物中,白色蔬菜(如竹笋、菜花、马铃薯、白菜)的成分以糖、水为主,营养较少;黄色蔬菜,如南瓜的营养价值比白色蔬菜略高;红色蔬菜,如西红柿、红辣椒和胡萝卜等,营养价值高于黄色和白色蔬菜;绿色蔬菜,如芹菜、油菜、菠菜、韭菜、辣椒和空心菜等含有丰富的维生素 C 等,还含有胡萝卜素及多种微量元素,营养价值高于红色蔬菜。

人们在摄取食物营养的同时也将食物中对人体健康不利的

有害因素带入人体,从而造成某些疾病,癌症就是其中之一。粗略估计,约 35％的肿瘤发生可能与饮食相关。脂肪、动物蛋白质的摄入量高可能与结肠癌、直肠癌、乳腺癌、前列腺癌及胰腺癌的发生相关,因此,西方许多国家提倡改变高脂肪膳食,提高碳水化合物比例(谷类、玉米等)及膳食纤维素含量(黄色、绿色蔬菜和水果)来降低上述癌症的发病率。

16. 哪些食物有致癌作用?

当前,世界上公认的三大强致癌物分别是亚硝胺、多环芳烃和霉菌毒素。据研究发现,食物本身并不含或很少含有这三种致癌物,但其在种植、加工、运输和贮存过程中往往会受到污染。

目前,还未发现一种动物能耐受亚硝胺而不产生癌症。亚硝胺的来源包括已在食品内形成,以及经食物中摄入的亚硝基化合物的前体(如硝酸盐、亚硝酸盐和胺类)在体内合成的亚硝胺。剩饭和肉类放置时间过长也会产生亚硝胺。腐烂的菜中含有大量的硝酸盐。亚硝酸盐含量较高的食品有未腌透的腌菜、咸鱼、咸肉、虾皮、啤酒及加硝基化合物腌制过的肉类罐头、腊肠、香肠等。

含碳的物质在燃烧的过程中能产生一种强致癌物——多环芳烃,其典型代表为 3,4-苯并芘。在食品检测中还发现,凡 3,4-苯并芘含量较高的食品多为烘烤制品和熏制品。因此,膳食中应注意不吃焦煳食物,少吃炸焦煳的鱼、熏鸡等食品。

霉菌在食品上生长繁殖的过程中可能产生毒素,其中致癌性较强的是黄曲霉毒素 B_1。玉米、大米、花生、花生油及棉籽油等最易被污染,小麦、大麦也常被污染;家庭自制的面酱等发酵食品有时也会被污染;咸肉、火腿、香肠等食品以及核桃仁、瓜子仁等亦易受污染。上述食品如已霉变,则不宜食用。食物中的调味品(如酱油、虾子酱油、鱼露等)也有致突变性。因此,在食物烹调中,合理地选用烹调方法和调味品种类也对癌症的预防有重要意义。

2015 年,世界卫生组织旗下的国际癌症研究机构发布报告,将培根、火腿、香肠等加工肉制品列为 1 类致癌物质,将牛肉、羊肉、猪肉等红肉列为 2A 类致癌物质。然而,学者们对此结论仍有争议。但对于长期过量食用红肉会增加结直肠癌发生的风险这一点,学者们已普遍认同。

哺乳动物的肉(如牛肉、羊肉、猪肉)被称为红肉,而鸡、鸭等禽类的肉不是红肉(可以算作白肉),鱼、虾、蟹、贝壳等更不是红肉。很多营养专家认为其他肉要比红肉健康,因为红肉中含有很高的饱和脂肪酸。

加工肉制品是指经过盐腌、风干、发酵、烟熏或其他处理,用以提升口感或延长保存时间的任何肉类。加工肉制品的致癌风险比未加工肉类高,应适当限制或减少摄入。

适当限制或减少摄入红肉和加工制品对于肿瘤的预防也有相当的益处。但由于红肉中有丰富的铁、蛋白质、锌、烟酸、维生素 B_{12}、维生素 B_1、核黄素和磷等,所以在日常饮食中较为可取的方式是除限制每日的摄取量外,还要做到均衡饮食。

另外,国际癌症研究机构研究证明,槟榔果及各种槟榔咀嚼物是对人体有明确致癌性的 1 类致癌物质。槟榔含有的槟榔碱、槟榔素等具有潜在致癌性,咀嚼过程中会导致口腔黏膜受损,从而极可能导致口腔癌,故应避免食用。

总之,关于食物致癌问题,掌握"不过度,不长期食用"的原则,可大大降低其危险性。

17. 防癌的饮食和营养措施有哪些?

防癌的饮食、营养措施是多方面的综合预防措施,其主要途径是通过减少致癌物质或致癌前体物的摄入，增加保护性食物的摄入，并供给平衡的膳食，提高机体的抵抗力，以达到饮食防癌的目的。主要可以从以下几个方面着手。①改善饮用水水质。饮用水被污染与消化道肿瘤的发病率有着重要的关系，尤其是胃癌、食管癌和肝癌。因此，从水源选择、水源保护和水质的净化消毒方法等方面改善饮用水水质，对预防消化道肿瘤的发生有着重要的作用。②合理安排膳食结构。许多国家的研究报道，膳食结构的改变对癌症的发生、发展有着重要的影响。中国营养学会发布的 2007 年版《中国居民膳食指南》的建议如下：食物多样，谷类为主，粗细搭配；多吃蔬菜、水果和薯类；每天吃奶类、大豆或其制品；常吃适量的鱼、禽、蛋和瘦肉；减少烹调油用量，膳食清淡、少盐；食不过量，天天运动，保持健康体重；每天足量饮水，合理选择饮料；饮酒应限量；吃新鲜卫生的食物。③合理加工食物。对于蛋白质含量丰富的食物，烹调应以清蒸或白烧为佳，以减少煎烤所致焦黄物及酱油的摄入。烹调过程中，应限制用盐量，"手下留盐"。④形成良好的饮食制度和习惯。要按时进食、饥饱适当，避免暴饮暴食，避免食入的食物过烫、过硬，不饮烈性酒，避免偏食，特别要养成每天吃蔬菜的习惯，进食时宜细嚼慢咽，避免进食过快。

18. 哪些不良环境因素易引起癌症？

在我们生活的环境中，存在许多致癌物质。环境致癌因素包括日光、工业"三废"、污染的空气及一些自然生态环境条件（如微量元素缺乏等）。如果长期暴露在这些不良的环境因素中，则极有可能增加癌症发生的风险。如：长时间在强烈日光下曝晒，可能增加发生皮肤癌的风险；在缺碘地区，可能增加发生甲状腺癌的风险；在干旱、半干旱的剥蚀山区和丘陵地区等，可能增加发生食管癌的风险;空气污染、吸烟或被动吸烟均是肺癌和其他癌症发生的危险因素。

国际癌症研究机构经研究、总结后认为,对人类有确认致癌性的 1 类致癌物质接触场合主要有以下几种:吸烟,包括二手烟;饮用水(里面可能有砷);碱性嫩黄工业生产;靴鞋制造和修理;烟囱清洗;煤的气化;煤焦油分馏;焦炭生产;家具和橱柜制造;接触氡的地下赤铁矿开采;钢铁铸造;制造异丙醇的强酸工艺;品红的工业生产;油漆(职业接触);使用煤焦油沥青的场所(如铺路和屋顶);橡胶工业生产;含硫酸的强无机酸雾(职业接触)。

19. 人为什么会发生癌症? 致癌因素有哪些?

人为什么会发生癌症? 其原因是十分复杂的,迄今尚无一致的意见,有的人强调外因(致癌因素)的作用,有的人则认为内因(基因、免疫力)起主导作用。

我们知道,人体是由无数的细胞组成的,每个细胞的形态、功能、增殖、生长、退化、死亡和清除都受到机体的严格监控。如果因受到各种致癌因素侵袭,一个或多个细胞开始失去正常的形态、功能和代谢,不再受机体的调控,开始自行其道地增殖、生长,而机体又不能及时识别这些异常细胞,不能将之消灭或使之转变为正常细胞,那么就可能演变成癌症。癌症的发生和发展需经历一个相当长的过程。其中,有的癌前病变可达数年至数十年;早期癌阶段也可达数年;晚期癌阶段则发展迅速,有时甚至数月即可致命。因此,癌症的防治要尽早。

目前,已知的致癌因素有下列几类。

(1)物理因素:如电离辐射、紫外线、热辐射、慢性机械性和炎性刺激、异物等。

(2)化学因素:现已知可对动物致癌的化学物质多达近 3000 种,

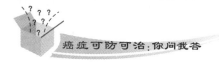

其中已明确对人体有致癌作用的化学物质也有数十种。

（3）生物因素：某些病毒、霉菌、寄生虫感染可以致癌。

（4）遗传因素：已知一些肿瘤具有遗传性，与基因有关。

（5）激素：内源性和外源性激素与某些癌症（如乳腺癌、子宫内膜癌等）有关。

（6）营养因素：营养过多或缺乏与癌症的发生可能有关。

（7）社会因素：各种致病物质的扩散与社会密切相关，精神心理因素也与癌症有关。

国际癌症研究机构将致癌物质按照危险程度分为4类：1类致癌物质、2类致癌物质（含2A类致癌物质和2B类致癌物质）、3类致癌物质、4类致癌物质。其中，1类致癌物质是指对人体有明确致癌性的物质或混合物，如黄曲霉毒素、砒霜、石棉、二噁英、甲醛、酒精饮料、烟草及槟榔等。2A类致癌物质是指对人体致癌的可能性较高的物质或混合物，在动物实验中发现充分的致癌性证据，其对人体虽有理论上的致癌性，但实验性的证据有限，如丙烯酰胺、无机铅化合物及氯霉素等。人们应该主动控制、避免1类和2A类致癌物质的接触及摄入。而2B类致癌物质、3类致癌物质和4类致癌物质对人体致癌的可能性相对较低。

20. 癌症发病有无精神因素存在？

人们常重视物理、化学和生物等致癌因素，却往往忽视了社会、职业、生活习惯、个性及情绪等心理社会因素。实际上，心理社会因素造成的紧张、刺激所引起的不良情绪，也常常是引起癌症的重要原因之一。

对癌症患者的调查结果发现，刻意压抑愤怒、经常有不安全感以及常有不满情绪者易患癌症。有研究表明，胃癌的发生与精神情绪因素有一定的关系，焦虑、抑郁倾向者相对容易发生胃癌。而患癌症又可以导致患者出现明显的焦虑或抑郁倾向，焦虑和抑郁对癌症的发展、预后均可产生明显的负面影响。有研究发现，消化道癌症患者的免疫功能受患者社会支持、心理压力、个性特征和血浆皮质醇的影响。研究数据表明，抑郁症可使胃癌患者的存活时间减少 10%～20%。乐观、和睦、安全及无忧的精神心理状态可减少癌症的发生。

21. 癌症会不会传染？

癌症不会传染。因为癌症并非集中在某个时期内发生，与癌症患者密切接触的医生、护士及其家庭成员等人群的癌症发病率并未特别高于其他人群，而且也没有发现某些病原体从癌症患者中分离出来又导致健康人发生癌症，所以说癌症不会传染。癌症本身并不会传染，但有些致癌高危因素（如一些致癌病毒和细菌）具有传染性，比如可能导致宫颈癌的人乳头瘤病毒、可能导致胃癌的幽门螺杆菌和可能导致肝癌的肝炎病毒，它们都具有传染性，生活中应该注意避免被这些致癌因素传染。除遗传因素外，接触相同的致癌高危因素也会导致癌症出现家族聚集现象。目前，夫妻、父子、兄弟、姐妹同患癌症的例子并不少见。如果家族有癌症患者，则应该注意回避生活方式、饮食结构和接触物质中的共同致癌高危因素，预防癌症的家族聚集现象。

22. 为何在同一致癌因素作用下，有的人患癌症，有的人则不患癌症？

由于癌症的发生是多种因素长期、反复作用的结果，所以并不是所有接触致癌因素的人都表现为癌症发病，而只是其中的一小部分人患癌症，其原因可能有以下三个。

（1）每个人的实际暴露量不同。尽管一群人暴露于同一致癌因素的作用下，但每个人暴露于该因素的次数、程度及数量可

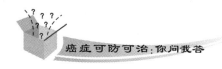

能不同,即使长时间的暴露也未必相同。

(2)往往在这个致癌因素上还需附加某种或某些条件才可能致癌,而各个人接触这些附加条件的机会是很不同的。

(3)个体差异。机体对肿瘤有一定的免疫力,而每个人的免疫力是不同的,一个人在不同时期的免疫力也是不同的。如先天性免疫缺损者的癌症发病率明显比一般人群高出十几倍或更多。

23. 青年人会得癌症吗?

一些癌症多见于老年人,但中青年人甚至婴幼儿也可患癌症。一般来说,随着年龄的增大,癌症的发病率也会上升。其原因是多方面的:①致癌刺激物引起细胞损伤、转化、恶变及形成肿瘤需要一个较长的发展过程,可能青年时代接受致癌物质刺激,到中老年时才表现出癌症;②老年人免疫力下降,对突变细胞的免疫监测作用减弱,以致老年人的癌症发生概率高,所以把癌症说成是老年病也有一定道理,但目前癌症的发病年龄有逐渐提前的趋势。

24. 什么是 5 年健在率和 5 年生存率?

健在率是指某种、某期癌症患者经治疗后,其中在若干年后仍无复发和转移且存活者所占的比例。生存率则是指此组患者在若干年后不论有无复发和转移,尚存活的患者所占的比例。多数癌症若经治疗后 5 年没有复发,则可以认为已基本治愈,故以 5 年为期计算 5 年生存率或 5 年健在率。但某些发展较缓慢的癌症(如乳腺癌、甲状腺癌等)则应以 10 年或 15 年为期。观察时间越长,准确性越高。而关于 5 年生存是指至多只能活 5 年的理解,那完全是误解。

第三章 怎样发现癌症？

1. 什么叫癌症普查？

癌症普查又称癌症筛检或筛查，是指应用一些快速且有效的方法，从人群中筛选出无症状或症状轻微的早期癌症患者，以期达到早期确诊和治疗癌症的目的。癌症普查是一种积极的预防癌症的方法。其主要优点有以下方面：①早期发现、早期诊断、早期治疗癌症患者，延长患者的生存时间，提高生存质量；②通过筛检可了解所筛查癌症的发病情况，为病因研究和预防工作提供可靠依据；③发现和治疗一些癌前病变，从而减少癌症的发生；④可发现高危人群，从而对该人群进行密切随访；⑤在对人群进行癌症筛检的同时，向广大群众宣传防癌知识，提高人群对癌症的防患意识。

目前，筛检明确有效的常见癌症有宫颈癌、乳腺癌及大肠癌。在我国，对其他癌症（如食管癌、胃癌、肝癌及肺癌等）筛查的有效性也开展了研究。

2. 怎样进行癌症普查？

癌症普查的一般选择对象如下：①癌症高发区人群，年龄在40岁或50岁以上；②癌症的高危人群，包括具有癌症家族史者、长期接触致癌物质或放射线者、癌前病变患者等。我国最常见癌症的常用检查方法有宫颈细胞学、超声、大便隐血试验、血中甲胎蛋白（AFP）、CT、内镜等。

国家卫生和计划生育委员会（简称国家卫生计生委）对常见

的恶性肿瘤制订了相应的筛查推荐方案;筛检方案检出的阳性患者必须立即到医院进一步确诊,排除假阳性的可能;而检测结果为阴性者也应按照方案完成相应的随访和检查。对检出癌症的患者,应尽早进行相应的治疗,以期达到早治早愈的目的;对检出癌前病变的患者也应进行合理治疗,并做好密切随访。

3. 为什么要进行癌症登记?

癌症登记是全面了解登记地区癌症发病、死亡情况的基础。完善的癌症登记资料可以提供真实数据,了解当地癌症患者发病和死亡的趋势及规律,从而为当地的癌症防治政策的制订和措施的实施提供依据。

4. 癌症早期有哪些信号?

常见的癌症信号有以下几种。

(1)身体任何部位发现肿块,并逐渐增大。

(2)身体任何部位发生经久不愈的溃疡。

(3)中年以上妇女出现阴道不规则流血或白带增多。

(4)进食时胸骨后不适,有灼痛、异物感或进行性吞咽困难。

(5)干咳久治不愈或痰中带血。

(6)长期消化不良,进行性食欲减退,不明原因的消瘦。

(7)大便习惯改变或有便血。

(8)鼻塞、鼻衄。

(9)黑痣突然增大或有破溃出血。

(10)无痛性血尿。

5. 什么叫"三早"? 为什么对癌症特别要求"三早"?

所谓"三早",就是早期发现、早期诊断和早期治疗。对癌症来说,"三早"尤为重要,直接影响治疗效果。在癌症病因尚未完全明晰的情况下,"三早"是防治癌症最为直接和有效的措施。

例如乳腺癌,诊断时若是早期,则治疗后 5 年生存率在 90％以上;若是Ⅱ期,则治疗后 5 年生存率便降至 70％;若为Ⅲ期,则治疗后 5 年生存率为 40％;若为Ⅳ期,则治疗后 5 年生存率仅为5％。其他癌症的情况亦类似。

6. 怎样才能达到"三早"？

要达到"三早",首先要做到早期发现病变。早期癌症患者一般无症状或症状轻微,通常不会主动到医院就诊。因此,需要进行癌症的筛查或普查,对无症状的人员进行癌症筛查和针对性的体检,以期早期发现病变。对可疑癌症患者,一定要定期随访复查。一旦发现病变,必须要尽早做出进一步的诊断,并进行正确的治疗。因此,早期发现、早期诊断和早期治疗是互相关联、缺一不可的。

7. 儿童也会得癌症吗？

儿童发生癌症的概率远较成年人、老年人低,癌症的类别也与成年人有较大的差别。儿童的良性肿瘤以血管瘤、淋巴管瘤最为多见;恶性肿瘤则以白血病、恶性淋巴瘤、肾母细胞瘤、神经母细胞瘤、视网膜母细胞瘤、骨肉瘤、胚胎型横纹肌肉瘤及脑瘤等较常见;而胃癌、肺癌、食管癌、肝癌、乳腺癌及大肠癌等在成年人多见的癌症,在儿童则较为罕见。虽然儿童较少发生癌症,但也要提高警惕,一旦发现,应及时就医以明确诊断。许多儿童癌症的治疗效果往往优于成年人,例如白血病、恶性淋巴瘤、骨肉瘤等。

8. 儿童癌症有什么特点？

(1)发病因素:儿童癌症多与胚胎因素有关,如畸胎瘤、神经母细胞瘤、肾母细胞瘤、视网膜母细胞瘤及横纹肌肉瘤等都是胚胎残余组织异常增殖的结果;有些癌症还有明显的家庭遗传因素,如多发性结肠息肉、视网膜母细胞瘤、神经母细胞瘤等。

（2）发病部位:以神经、肾、脑、眼球、造血系统及睾丸等较多见。

（3）年龄与性别:儿童癌症的发病情况与年龄有密切关系。癌症常发生于5岁以内。不少癌症有其好发年龄,如:畸胎瘤多发于2岁以内儿童;神经母细胞瘤好发于2～5岁儿童;淋巴瘤常发生于5～10岁儿童;骨肿瘤多见于青春期前后;儿童白血病则在各个年龄阶段均常见。

（4）临床表现:儿童癌症以无痛性肿块为主要表现,常在洗澡或更衣时无意中发现。前期症状多不明显,腹部癌症(如肾母细胞瘤、神经母细胞瘤及腹膜后畸胎瘤等)通常生长至一定大小才被发现。但不少肿瘤患者仍可有临床症状,如胸腔癌症患者出现呼吸及循环压迫症状,颅内癌症患者常因呕吐就诊。白血病患儿往往因高烧不退就医,经检查后发现。

9. 为什么要检查儿童腹部有无肿块?

因为儿童腹部肿瘤比较多见,许多肿瘤来自腹膜的后方(如肾母细胞瘤、神经母细胞瘤和畸胎瘤等),所以要检查儿童腹部有无肿块。此外,肾积水也表现为腹部肿块。这些无痛性肿块所处位置往往较深,不易被早期发现,而且在就诊时常因患儿哭闹而无法仔细触诊。因此,最好在儿童熟睡时检查腹部或做B超与彩超检查,以便及时发现肿块。

10. 老年人患了癌症该怎么办?

60～80岁是癌症的高发年龄段。多数老年癌症患者病情发展较年轻人缓慢,治疗效果也较好。医学新技术的应用和新设备的出现为老年人癌症的治疗提供了更多根治性治疗的机会。但由于老年人的心、肺、肝、肾等重要脏器功能较年轻人差,所以对各种治疗的耐受性也要相应差一些,并发症的发生概率和危险性相对大些。因此,在治疗前应当详细检查和明确患者的身体状况,进行综合评估。如果患者有严重的心、肺、肝、肾等功能不良,对手术耐受性差,则应适当缩小手术范围或改用其他疗法。在对老年人进行放疗和化疗时,要掌握适当的剂量。老年人患了癌症应积极、慎重地进行治疗,在想办法延长生存期的同时,也要兼顾提高其生活质量,减少痛苦。

第四章　癌症如何诊断？

一、癌症的临床诊断

1. 癌症诊断常用的医学手段有哪些？

与其他疾病一样，对可疑癌症患者先要进行详细的病史询问和体格检查，然后根据具体情况有选择地进行某些有针对性的检查，以确定或排除癌症。目前，行之有效的癌症相应针对性的检查方法有以下几个方面。①实验室检查（化验）：如测定血中甲胎蛋白（AFP）可以诊断肝癌，测定血中绒毛膜促性腺激素（HCG）可诊断绒毛膜上皮癌等。②影像学检查：如超声、X 线、CT、PET-CT、核素显像、磁共振成像等检查。③内镜检查：如纤维胃镜、纤维支气管镜、全结肠镜等检查，不仅可看到病变，还可做活体组织检查以获得病理确诊。④病理学检查：是对癌症最准确或精确的诊断方法，不仅可确定患者所患的是不是癌症，还可以明确是哪种癌症，恶性程度如何。病理学检查需要取得病变标本，如病变部位浅表或通过内镜能够见到，则可以用活检钳钳取小块肿瘤组织送检；如病变部位较深，则可以用穿刺针吸取少量肿瘤组织或肿瘤细胞送检；有时也可将肿瘤完全切除（病变较小）或部分切除（病变较大）送病理科检查。病理标本若做常规石蜡切片，一般需 3～5 天才能得到结果；若做冰冻切片，则仅需 10～15 分钟即可获得诊断，但其准确或精确性有时不及常规石蜡切片。

2.病史对癌症的诊断有什么价值？

癌症患者病史可长可短，症状可轻可重。一般而言，良性肿瘤病程较长，症状较轻（脑部良性肿瘤除外）；而癌症病程较短，症状呈进行性加重。也有一些类似良性疾病，症状也存在多年，仅最近有些加重，结果却是恶性肿瘤，例如患者罹患胃溃疡已多年，因近期症状加重而进行胃镜检查，发现溃疡性质改变而被诊断为胃癌。还有一些恶性肿瘤的症状并非完全呈进行性加重，例如早期中央型肺癌因阻塞小的支气管而发生节段性肺炎（发热），经抗感染治疗后肺炎可消失，症状也减轻，但不久又可发作。又如早期大肠癌的黏液血便等症状可甚轻微，且对症处理后可获得暂时缓解，因此延误了诊治。由此可见，并非所有的恶性肿瘤病程都较短、症状均呈进行性加重，不要因此误解而造成误诊。

3.如何从体征来诊断癌症？

早期癌症可能没有什么症状和体征。但除一些深部内脏、组织的癌症外，多数患者在就诊时就有肿块存在，并可从肿块的部位、大小、边界、质地及活动度等方面来判断该肿块是否为癌症，并区分是良性还是恶性，这很有意义与价值。一般来讲，病程长、肿块小、边界清、质地软及活动度大的肿瘤多数是良性的；反之，病程短、增长快、体积大、质地硬及活动度小的肿瘤以恶性的可能性较大，但也非绝对。良性肿瘤可因瘤内出血、囊性病变而突然增大，恶性肿瘤也可因恶性度较低而生长较缓慢。有的良性肿瘤也可以达到巨大体积，如腹膜脂肪瘤、卵巢囊肿。有的恶性肿瘤体积虽小，却已发生了转移。炎症性肿块多有明确的红、肿、热、痛的病史，但结核性肿块也可无红、热、痛的病史。因此，需要多方面考虑才可做出初步判断，然后做进一步检查而确诊。

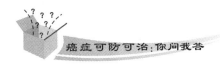
4. 为什么体重减轻了要怀疑是否得了癌症？

对于消瘦者，尤其是近期出现进行性消瘦者，若无大量的体力消耗和引起营养不良的疾病（如腹泻等），则要考虑癌症的可能性。因为癌症是一种消耗性疾病，对于中晚期的癌症患者，80％以上出现消瘦、乏力等表现，尤其消化道癌症的表现更为明显，这与肿瘤细胞的生化、代谢过程有关。肿瘤细胞可分泌有害物质，引起发热等一系列反应；有些癌症会引起并发症，如出血、梗阻等；消化道癌症更会影响营养物质的吸收。因此，癌症患者往往有体重减轻的表现。

5. 癌症患者可能出现哪些全身性异常情况？

癌症患者的全身性异常情况是指由于肿瘤细胞分泌某些物质（包括激素）所引起的全身症状。这些症状虽并不是癌症患者所特有的，但可据此辅助诊断有无癌症存在。较多见的症状包括：①骨骼表现，如杵状指（趾）可由小细胞肺癌所致，肥大性关节炎可与肺癌、肠癌等有关；②神经、精神异常，较多见于肺、胰腺肿瘤患者等；③类癌综合征，表现为皮肤潮红、腹泻、心悸等，可由消化系统、肺等类癌所引起；④内分泌改变，如皮质醇增多症、高钙血症、高血糖症、低血糖症及男乳发育症等可能由于某些肿瘤细胞分泌有关激素（异位激素）所致。

总之，当发生一些原因未明的全身性异常表现时，需要考虑是否有癌症存在，并进行必要的详细检查以确诊。

6. 血、尿、粪三大常规检查对癌症诊断有帮助吗？

血常规检查如发现大量的幼稚白细胞即有白血病的可能。大多数泌尿系统癌症可在尿常规检查中发现血尿。对于大多数消化道癌症患者，粪潜血试验可呈阳性。三大常规检查常有助于医务人员对多种疾病进行鉴别，做出正确诊断。

7. 何谓癌症的基因诊断？

基因诊断是指采用分子生物学方法检测人体基因的变异，以帮助癌症的诊断、分型、监视病情及判别预后。常用的基因诊断方法包括基因点突变的检测、基因扩增的检测、基因表达异常的检测、基因重排、缺失、多态性的检测及原位杂交等。癌症的基因诊断是复杂的，一般的检测局限于单基因或仅几个基因，而二代测序则可同时检测成千上万的基因改变。且有些癌前病变亦可带有一些基因的异常。有些癌症的基因诊断则可为药物治疗提供明确的靶标，如：通过诊断肺癌患者有无 EGFR 突变，可以指导医生能否使用相应的靶向药物进行治疗；通过诊断乳腺癌患者 Her-2 基因有无扩增，可以判断是否需要使用曲妥珠单抗进行治疗。目前，虽然基因诊断尚不能取代临床上许多行之有效的诊断方法，但可以作为这方面的有益补充，这有时也是必不可少的。

8. 什么叫肿瘤标记物？肿瘤标记物对癌症诊断有何意义？

肿瘤标记物是指肿瘤细胞产生和释放的一类物质，常以抗原、酶、激素等代谢产物的形式存在于肿瘤细胞内或宿主体液中。这些肿瘤标记物在癌症患者的体液、排泄物及肿瘤组织中会出现质或量的改变。放射性核素和单克隆抗体在免疫学中的应用大大提高了肿瘤标志物检测方法的灵敏度，为临床上的广泛应用展示了广阔的前景。如通过检测患者血清中的甲胎蛋白（AFP），可以确诊原发性肝细胞癌；通过检测患者体内癌胚抗原（CEA），可以帮助确诊消化道癌症；通过检测患者胃液中的胎儿硫糖蛋白抗原（FSA），可以帮助确诊胃癌等。但目前这种诊断方法的准确性还不够高，除上述少数几种特异性较高的标记物外，很多还不能作为确诊的依据，仅作为一般的辅助诊断。此外，在对癌症进行根治性治疗后，定期检测患者体内某些肿瘤标

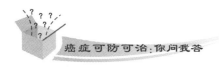
记物的变化,可以判断癌症有无复发。

9. 为尽早发现癌症,体检时需要检查哪些项目?

癌症是一类复杂的疾病,临床表现十分多样,早期发现癌症存在一定的困难,但通过科学的体检还是可以尽早地发现一部分癌症。体检时,首先要进行详细的询问,有无身体不适和症状;然后进行仔细的体格检查,有无体表或腹部等处的肿块及异常征象,并根据这些结果以及个人史/家族史再选择相应的检查,并结合常见的体检项目结果来筛查癌症。常见的体检项目有:①实验室检查:如血、尿、粪常规检查,生化检查及肿瘤标记物检查;②影像学检查:如胸片或肺 CT、超声(腹部/甲状腺/乳腺)及乳腺钼靶 X 线检查等;③内镜检查:必要时可行纤维胃镜、肠镜及纤维支气管镜检查等。

二、癌症的影像学诊断

1. 低剂量 CT 能发现早期肺癌吗?

由于肺癌的早期症状往往不具备特异性,所以有相当一部分患者在发现时已经处于中晚期,其治疗效果欠理想。那么有什么好的办法能尽早发现肺癌? 美国一项研究显示,与胸部 X 射线检查相比,低剂量 CT 检查可以有效筛查出早期肺癌患者,并使肺癌患者在 6.5 年内的死亡率降低 20%。为此,美国国立综合癌症网络(NCCN)的肺癌指南已经把低剂量螺旋 CT 检查作为肺癌高危人群的早期筛查手段,并将其列入诊治规范。相较于传统胸片检查,低剂量 CT 敏感度更高,能有效提高肺癌早期发现率;价格也相对低廉,患者更容易接受;同时,它的剂量只有常规 CT 检查的 1/5～1/10,大幅降低了影像学检查对患者造成的辐射伤害。

2. 为什么不是胸部癌症也要做胸部 CT 检查?

这是因为:一个人如果是肺以外的某些脏器患了癌症,那么肿瘤细胞往往可以通过自身的淋巴液、血液等转移到肺、纵隔等组织器官,而这些转移病灶起先往往没有症状,故需及时做胸部 CT 检查。反之,有些患者就诊时发现脑或肝脏转移性肿瘤,但由于体质、肿瘤的恶性度等因素,肺部往往还没有症状,这时需通过 CT 检查才能确诊原发灶是否位于肺部。

3. 有哪些症状需做胃肠 X 线造影?

患者凡在进食后持续有腹部不适、腹胀、腹痛、恶心、呕吐和长时间腹泻、血便等,均应做胃肠 X 线造影。胃肠 X 线造影一般采用钡餐法及逆行经肛管灌肠法两类。前者被称为钡餐造影,适用于观察食管、胃及十二指肠;后者被称钡灌肠造影,主要用于大肠病变的诊断。目前,采用气钡双重造影法可以更清楚地观察到患者胃肠道有无异常,有利于发现早期癌症。但对于小肠,至今尚未有较为理想的检查方法。

4. 做胃肠 X 线造影前要做好什么准备?

胃肠 X 线造影是以钡剂或空气作为造影剂来充盈胃肠道,以观察胃肠道是否有异常的一种检查方法。检查时,胃肠道需保持空虚状态,一般在造影检查前 12 小时开始禁食、禁饮水,造影前 2 天内不服用不透 X 线的药物(如铋剂、钙剂等)。若常规腹透发现患者有大量胃滞留液,则还需经胃管引流后再做检查。若怀疑患者有胃肠道完全性梗阻、溃疡大出血及穿孔等,则不宜进行造影检查。

钡灌肠造影时,患者大肠内应无粪块,因此在检查前 6 小时开始禁食、禁饮水,检查前 2 小时用温生理盐水或肥皂水灌肠,尽量清肠及排空大便。

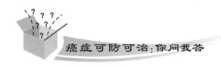

5. 泌尿系造影有哪些不同方法?

泌尿系造影常用方法有静脉尿路造影。它适用于检查肾脏、输尿管及膀胱的疾患(如结石、结核、肿瘤),以及肾盂积水和先天畸形等。当怀疑膀胱及尿道等有病变时,可采用膀胱或尿道造影检查,以明确病变。但当患者有肾功能不良等情况时,则需另采用逆行性肾盂、肾盏造影及大剂量静脉滴注尿路造影术。

6. 乳腺导管造影有什么意义?

乳腺导管造影主要用于有乳头溢液的患者。乳头溢液可由乳腺导管内癌、导管内乳头状瘤和乳腺导管扩张等疾病引起。乳头溢液流出的液体可以是水样的、黄色的、血性或脓性的等多种。一般来说,癌症引起的溢液是水样的或血性的,导管内乳头状瘤引起的溢液是血性的或黄色的,而乳腺导管扩张引起的溢液则是黄色的或脓性的。要确定患者的乳头溢液是由哪种疾病所致的,则要做乳腺导管造影,其成功率和准确率在90%以上。

7. 腮腺可以做造影检查吗?

腮腺位于耳垂下方和颌后窝内。对腮腺做造影检查是通过开口于上颌第二磨牙颊黏膜区的长5～7厘米的腮腺导管,注射碘油或泛影葡胺注射液,至患者局部感到酸胀为止,然后摄片检查。通过观察 X 线片,可知腮腺是否患有炎症或肿瘤等疾病。

8. 什么是数字减影造影?

数字减影造影(Digital subtraction angiography, DSA)是指通过计算机把血管造影上的骨与软组织阴影消除而突出血管影像的一种技术。数字减影造影可应用于确诊头颈部血管、心脏大血管、腹主动脉及其大分支,以及肢体血管的疾患,如动脉栓塞、狭窄,先天性心脏病,以及肝脏肿瘤等,具有一定的诊断价值。

9.什么是 PET-CT 检查?

PET-CT 检查是指正电子发射计算机断层显像。该检查将 PET 与 CT 完美地融为一体,由 PET 提供有关病灶详尽的功能与代谢等分子水平信息,由 CT 提供病灶的精确解剖定位,一次显像可获得全身各方位的断层图像,具有灵敏、准确、特异及定位精确等特点,有助于达到早期发现病灶和诊断疾病的目的。由于肿瘤细胞代谢活跃,摄取显像剂的能力为正常细胞的 2～10 倍,可形成图像上明显的"光点",因此在肿瘤早期尚未产生解剖结构变化之前,PET-CT 检查即能发现隐匿的微小病灶(直径大于 5 毫米)。目前,PET-CT 检查多用于对肿瘤进行早期诊断和鉴别诊断,鉴别肿瘤有无复发,对肿瘤进行分期,寻找肿瘤原发灶和转移灶,指导和确定肿瘤的治疗方案及评价疗效。除了用于癌症诊断和分期外,PET-CT 检查还可应用于癫痫定位、痴呆早期诊断、脑受体研究、脑血管疾病及药物研究等。然而由于其价格较高,因此也限制了其临床应用,但相信随着 PET-CT 技术的发展和成熟,会有越来越多的患者受益于该项技术。

10. 什么是 ERCP 检查?

ERCP 即为纤维十二指肠内镜逆行胰胆管造影(Endoscopic retrograde cholangiao-pancreatography),主要应用于鉴别梗阻性黄疸患者胆管梗阻的原因。通过该检查,可以发现胆石症、胆管蛔虫症、胆管肿瘤、胰腺炎及胰腺肿瘤等多种疾病。

11. 什么是 CT 和 MRI? 每个癌症患者都要做这种检查吗?

CT 是 X 线电子计算机断层扫描的英文简称,它的主要优点是能发现普通 X 线扫描难以发现的病变,对肿瘤组织与正常组织的分辨力高于普通 X 线。CT 最宜用于检查脑、肝、胰、纵隔及腹膜后等部位的肿瘤,但不易发现较小的病变(如直径小于 1 厘

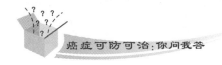
米)。对于普通 X 线已能清楚显示的病变,如肺、消化道肿瘤等,不需做 CT 检查。因此,对于肿瘤可疑患者,一般应先做普通 X 线、彩超等检查,当医生认为确有必要时,才考虑做 CT 检查。

MRI 是磁共振成像的英文简称,是较 CT 更为先进的诊断工具。它不产生放射线,无放射性损害,对肿瘤组织与正常组织的分辨力较 CT 更高,检查费用较昂贵,适用于经 CT 等检查不能确诊的疑难病例或软组织病变。

12.什么是超声检查?

声波的频率凡在 20 千赫兹以上的称为超声,这是人耳所听不到的声音。利用超声在不同介质(人体内各种不同组织)中的传播特点,判断该处有无疾病并判断其性质的检查,称为超声检查。超声能把声波转换为图像,其准确性高,对人体无任何损害,可以反复检查,费用不贵,是目前最常用的癌症诊断方法,但深且小的病变易被疏漏。目前,超声检查还有彩色 B 超检查,其图像显示更为清晰,诊断也更准确。

13. 超声最适合于检查哪些部位?

超声比较适合于检查实质性器官,如肝、胰、脾、肾、子宫和卵巢等脏器,体表的器官(如甲状腺、乳腺等)也较为适用。经超声检查能发现上述脏器内的病变(如肿块等),也可区别肿块是实性还是囊性以及边界是否清楚等情况。此外,超声对胆管系统也很敏感,能检查胆囊及胆管内是否有结石,胆管是否有扩张等。但是超声对肺和胃肠道等含气脏器以及有颅骨阻挡的脑组织等敏感性差,一般很少应用于检查这些器官和脏器。

14. 超声能代替 CT 检查吗?

超声不能代替 CT 检查。CT 检查的适用范围比超声广。一般情况下,超声能检查的器官,用 CT 也能检查,而且用 CT 还能检查超声所不能检查的器官，如骨骼和被骨骼遮挡的脏器（如肺、脑等）。CT不受脏器部位深浅、受检者肥瘦的影响，这是超声检查无法达到的。另外，超声一般只拍摄一至数张图片，更详细的图像往往只能在超声医生检查时才被看到；而CT检查对详细的横断面图像都能摄片，可供临床医生阅读和定位。但CT检查价格比超声检查高，所以凡是超声检查已确诊的，不一定再行CT检查。

15.怎样用放射性核素诊断肿瘤？

放射性核素因其具有放射性，可用各种方法来测定其存在，从而可用于诊断肿瘤。用放射性核素诊断肿瘤的方法可分为三种，即体表测定人体内放射性、腔内测定人体内放射性和体外测定标本（血、尿、体液等）放射性。由于体表测定人体内放射性的方法较为简便，故应用较多。

在肿瘤诊断过程中，体表测定人体内放射性的方法可根据所用核素制剂与被测器官对该核素的聚集能力不同而有以下两种情况。

（1）肿瘤部位的放射性低于肿瘤周围组织的放射性，称为阴性显影（冷区），例如用碘-131检查甲状腺肿瘤，甲状腺正常部分放射性高，而癌瘤部位则放射性较低。

（2）肿瘤部位的放射性高于周围正常组织的放射性，例如用碘-131来检查甲状腺转移癌或恶性黑色素瘤时，所见肿瘤部位的放射性高于周围正常组织，称为阳性显影（热区）。

16.用放射性核素能诊断哪些癌症？

用放射性核素能诊断许多癌症。因为放射性核素是从核反应堆中人工制造出来的，具有放射性、半衰期短、运输不方便及价格较昂贵等特点，所以目前仅用于为数不多的癌症（如甲状腺

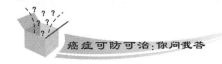

癌和骨肿瘤)的诊断。

17.什么是 ECT 检查？

ECT 的全称是发射单光子计算机断层扫描(Emission computed tomography)，也是一种利用放射性核素的检查方法。当放射线核素制剂进入人体内(口服或静脉注射)后，在适当时间内，用γ照相机(一种摄取体内放射线核素图像的仪器)摄取影像，并以计算机辅助，使成像和显像分析更为精确，是目前较先进的癌症诊断方法。ECT 主要用于甲状腺、骨骼等部位肿瘤的检查，尤其常用于骨转移性肿瘤的检测，对一些较易发生骨转移的癌症，如乳腺癌、肺癌、前列腺癌、食管癌等，可比普通 X 线摄片提前发现病变。即使没有骨痛，也可做术前或术后检查，以期早期发现转移灶。

三、癌症的内镜诊断

1.什么叫内镜检查？

内镜是一种光学仪器，由体外经过人体自然腔道送入体内，对体内疾病进行检查。通过内镜检查，可以直接观察到脏器内腔病变，确定其部位、范围，并可进行照相、活检，大大提高了癌症诊断的准确率，并可进行某些治疗。光导纤维内镜系利用光导纤维传送冷光源，管径小且可弯曲，检查时患者痛苦少。目前，内镜检查应用广泛：如用胃镜检查胃癌，用支气管镜检查肺癌、气管癌，用食管镜检查食管癌，用结肠镜检查直肠癌、结肠癌，用膀胱镜检查膀胱癌，用喉镜检查喉癌，用鼻咽镜检查鼻咽癌，用阴道镜检查宫颈癌、阴道癌等。

2.纤维支气管镜检查术前要做哪些准备？

(1)询问病史，包括有无麻醉药过敏史，有无高血压、心脏病病史,有无出血倾向,有无鼻息肉、鼻中隔偏曲,有无青光眼病史,有无精神异常史等。当患者处于衰竭状态时,不宜检查。如有呼吸困难者,需备氧气。

（2）完善各项化验,如 HBsAg 检测,若结果为阳性者,则应用专用内镜;还有血小板计数、出凝血时间、凝血试验异常者属检查禁忌;对 40 岁以上者,应常规做心电图检查,必要者需加查心脏彩超。

（3）术者在检查操作前必须仔细阅读胸部影像学资料以了解病变部位。

（4）虽然检查时并发症的发生率很低,但必须做好抢救设施及药物的准备,例如各种心肺复苏药物和止血药物。

（5）做好患者的心理护理。患者来诊后,对检查的相关知识缺乏一定的了解,出现精神紧张、情绪不稳等表现。针对这种情况,检查者应热情主动、态度和蔼地对患者进行有针对性的指导,并说明检查的必要性及效果。以热情的态度、娴熟的技术操作取得患者的信任,使其保持安静并主动配合检查。

（6）做好检查前的健康教育,如:禁饮食 4 小时以上,取下活动义齿,避免检查中呕吐物的误吸;告知患者检查的安全性;检查过程中,患者应全身放松、自由呼吸,有分泌物勿乱吐;不能耐受时,可举手示意,不可乱抓镜管,以免损坏仪器;在检查（治疗）知情同意书上签字。

（7）检查前 30 分钟肌注阿托品 0.5 毫克,以减少呼吸道分泌物的分泌,对精神紧张者必要时可肌注安定 10 毫克。

（8）为了防止麻醉药过敏反应,在正式喷雾麻醉之前可于咽喉部喷洒适量的 0.5％丁卡因溶液,并观察用药后反应。

（9）器械检查。

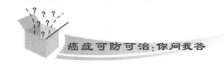
3. 纤维胃镜检查术前要做哪些准备？

（1）为避免交叉感染，制定合理的消毒措施；患者在纤维胃镜检查前需做 HBsAg、抗 HCV、抗 HIV 等检查。

（2）检查前禁食、禁饮 6～8 小时，因为需要在空腹时进行纤维胃镜检查，如胃内存有食物则会影响观察。对已做钡餐检查者，须待钡剂排空后再做胃镜检查；对幽门梗阻患者，应禁食 2～3 天，必要时行术前洗胃，将胃内积存的食物清除。

（3）口服去泡剂（如西甲硅油）。因为去泡剂有去表面张力的作用，使附于黏膜上的泡沫破裂消失，使视野更加清晰。

（4）咽部麻醉。目的是减少咽部反应，使进镜顺利，减少患者痛苦。但对于有麻醉药物过敏史者，可不予以麻醉。咽部麻醉方法有两种：①喷雾法，术前 15 分钟用 1‰丁卡因或 2%利多卡因等行咽部喷雾麻醉，每 1～2 分钟一次，共进行 2～3 次；②口服麻醉制剂，术前吞服即可检查，此法简单省时。

（5）对精神紧张的患者，可使用镇静解痉药；在检查前 15 分钟肌内注射或缓慢静脉注射地西泮 10mg，以消除紧张；解痉药（如山莨菪碱或阿托品）可减少胃蠕动及痉挛，便于观察，但要注意其副作用。对一般患者不必使用。

（6）嘱患者松解领口及裤带，如患者有活动义齿宜取出，轻轻咬住牙垫；指导患者取左侧卧位，使其躺于检查床上，头部略向前倾，身体放松，双腿屈曲；口侧垫上消毒巾，消毒巾上放置弯盘，以承接口腔流出的唾液或呕出物。

4. 纤维结肠镜检查前要做哪些准备？

（1）术前应充分了解患者病情，包括详细的病史、体格检查、生化检查和钡剂灌肠等影像学资料；了解有无凝血障碍及是否应用抗凝药物；了解有无药物过敏及急慢性传染病等，如怀疑有此类疾病,则需先进行相关实验室检查以判断有无结肠镜检查的适应证和禁忌证。如果怀疑有结肠畸形、狭窄等,则通常先做钡剂灌肠检查,以了解肠腔形状。

（2）知情同意。由于结肠镜检查和治疗存在一系列并发症,因此应向患者说明检查的目的和可能出现的问题,征询其同意并请其签署知情同意书,交代注意事项及配合检查时的体位。向患者做好解释工作,解除其思想顾虑和紧张情绪,以便取得配合,保证检查成功。

（3）对严重便秘的患者,应在检查前 3 小时给予缓泻剂或促胃肠动力药以排出结肠内潴留的大便。检查当日禁食早餐,糖尿病患者、老年人或不耐饥饿者可适当饮用含糖水及饮料。

（4）肠道准备。清洁肠道是检查成功的先决条件。肠道的清洁程度是决定结肠镜检查成败的关键之一。若结肠积有粪便,则影响进镜与观察病变。目前,清洁肠道的方法众多,各有其特点,常用的方法有聚乙二醇（PEG）法:PEG 具有很高的相对分子质量,在肠道内既不被水解也不被吸收,因而在肠液内产生高渗透压,形成渗透性腹泻。将 PEG 20～30 克溶入 2～3 升水中,于检查前 4 小时口服,直至排出液清亮为止。也可将 PEG 加入电解质液中以提高渗透压,如复方聚乙二醇电解质散由 PEG 和电解质组成,每次将 2～3 袋 PEG 溶于电解质溶液中,可将饮水量减少至 2 升,患者易于接受。该法清洁肠道需时短,饮水量少,对肠道刺激小,一般不引起水、电解质失衡。但是肠道内残留黄色液体较多,部分形成黄色泡沫,可影响视觉效果。

（5）检查前用药。肠镜检查的术前用药对保障顺利插镜、仔细观察和寻找病变、准确活检及精细的内镜下治疗均十分重要。对一些精神紧张的患者,术前用药还有助于减少患者痛苦,使其更好地配合检查。

5. 膀胱镜检查前要做哪些准备？

（1）膀胱镜消毒，可用 40％福尔马林（甲醛）溶液的蒸汽密闭熏蒸 20 分钟或用 10％福尔马林溶液浸泡 20 分钟。膀胱镜不能用煮沸法、酒精、0.1％新洁尔灭消毒液浸泡法进行消毒，以免损坏膀胱镜。

（2）术者准备洗手、穿消毒衣、戴灭菌手套。应重视无菌操作原则，以免引起医源性泌尿系感染等并发症。

（3）患者准备。让患者排空膀胱，取截石位。外阴部用肥皂水、无菌盐水和新洁尔灭消毒液消毒。铺消毒洞巾，露出尿道口。

6. 胸腔镜检查适用于哪些情况？

胸腔镜检查适用于：①未明原因的渗出性胸腔积液的鉴别诊断；②胸膜间皮瘤的确诊；③良性胸膜疾病，包括结核和脓胸的局部治疗；④恶性胸腔积液、自发性气胸、非恶性胸腔积液等所致的胸膜粘连检查；⑤弥漫性肺病的活体组织检查。

7. 腹腔镜检查适用于哪些情况？

腹腔镜检查适用于：①原因不明的急性腹痛的病因诊断，如子宫穿孔、早期宫外孕、盆腔脓肿、卵巢囊肿蒂扭转、黄体血管破裂、急性阑尾炎等；②原因不明的慢性腹痛的病因诊断，如盆腔子宫内膜异位症、子宫腺肌症、盆腔结核、慢性盆腔炎、盆腔瘀血综合征等；③不孕症；④节育环异位于盆腹腔；⑤腹部恶性肿瘤的诊断或分期；⑥腹水的鉴别诊断；⑦腹部损伤（血流动力学稳定）的探查；⑧可疑盆腔内包块（经妇科检查和超声发现）的鉴别诊断。

8. 纵隔镜检查适用于哪些情况？

纵隔镜检查适用于：①诊断纵隔肿块，或对淋巴瘤或肉芽肿病变患者行淋巴结取样;②肺癌分期,特别是对胸部 X 线片或 CT 扫描发现有肿大的淋巴结患者。这是目前临床评价肺癌纵隔淋巴结状态的标准。

四、癌症的病理学诊断

1. 什么叫病理学检查?

病理学检查是一种对肿瘤的组织学或肿瘤的细胞学形态进行观察分析并做出肿瘤性质诊断的技术。目前而言,肿瘤病理学检查和诊断是最直接了解肿瘤细胞的诊断技术,故被临床医师看作是最重要的、最后的诊断。肿瘤组织学和细胞学观察需要把肿瘤组织和含肿瘤细胞的液体分别制成组织切片或细胞涂片,在光学显微镜下观察。随着分子生物学技术的进步,分子病理学不仅涉及肿瘤诊断,而且涉及肿瘤治疗相关基因异常改变。这种技术也逐渐丰富了病理学检查的内容。

2. 为什么对每个外科切除标本都要做病理学检查?

肿瘤外科手术标本术后必须送病理科进行常规病理学检查。病理学检查的内容包括肿瘤的部位、大小、肉眼形态、浸润深度、肿瘤距手术切缘的距离。通过显微镜检查,需明确肿瘤的组织学类型、组织学分级、脉管和神经有无浸润、确切的浸润深度,及肿瘤局部引流区的淋巴结转移情况。肿瘤手术标本病理学检查的结果是恶性肿瘤 TNM 分期的重要依据。恶性肿瘤 TNM 分期也是临床治疗和预后预测的重要依据。值得指出的是,不能把影像学检查的结果作为恶性肿瘤 TNM 分期的依据。

3. 什么是活组织检查?

活组织检查(简称活检)是指在患者清醒或麻醉的情况下,

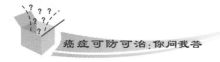

对患者的肿块或异常病变组织进行部分或全部切取,然后进行病理学检查。获取活检标本的方法大致有两种:一种是用外科手术方法取得的;另一种用非外科手术方法取得的,如胃镜检查中用组织钳钳取黏膜组织。

4. 什么是针吸活检?

针吸活检是指用穿刺针(一般用细针头)穿过皮肤,进入肿块,用空针筒负压吸取肿块内容物,制成涂片并在显微镜下进行观察分析,做出细胞学诊断的一种技术。针吸活检相对简单,操作简便,制片快速,是创伤小、实用性强的一种临床常用诊断技术。目前,针吸活检涂片技术已与内镜技术相结合,分别应用于胃镜下胰腺病变的针吸活检和纤维支气管镜下肺门或纵隔淋巴结针吸活检,对于明确胰腺病变性质和肺癌的临床分期都具有非常实用的价值。

5. 活检会引起肿瘤细胞扩散吗?

把癌症病灶全部切除作活检(切除活检)和对体表已破溃癌症做切取和钳取活检都不会引起肿瘤细胞扩散。深部癌症做切取活检有可能引起扩散,因此需要及早开始有效的外科治疗,以免肿瘤细胞播散到较远的部位。针吸活检如用的针头粗大,也可在穿刺的针道内引起扩散,所以宜采用细针,以降低扩散的可能性。

6. 活检取材有何要求?

为了通过活检达到明确诊断的目的,应在病变或病变与正常交界处多点活检取材,并要有一定的深度。活检组织的大小至少在 0.2 厘米×0.2 厘米以上。活检组织离体后应该立即用 10%中性缓冲福尔马林固定液固定,以防止组织干燥、自溶或退变坏死。固定时间通常不超过 24 小时。

7. 什么是脱落细胞学检查？

脱落细胞学检查是指收集空腔脏器腔面或解剖腔室（如胸腔、腹腔和心包腔等）已脱落的细胞，制成涂片并在显微镜下进行观察，是临床常用的一种病理学诊断技术。其主要应用于肿瘤诊断。常见的脱落细胞学检查有以下几种：①女性生殖道脱落细胞学检查；②呼吸道脱落细胞学检查；③胸、腹水脱落细胞学检查；④尿液脱落细胞学检查；⑤食管拉网细胞学检查。

8. 为什么在癌症患者治疗前应尽量取得病理学诊断依据？

目前而言，病理学诊断是临床所有诊断技术中对癌症诊断精确程度最高、包含肿瘤信息相对较多的诊断技术。没有活检组织的病理学诊断，一般不对癌症疑似患者进行治疗。由于癌症组织学类型较多，有鳞状细胞癌、腺癌、腺鳞癌、神经内分泌癌和未分化癌。在癌症诊断时，T 分期和淋巴结转移状况也不尽相同。同时，病理学检查也是区分非肿瘤病变的一项重要的手段。因此，癌症患者在手术、化疗或放疗之前，必须获得病理学诊断。

9. 为什么有的病理学诊断需加做免疫组织化学检查？

免疫组织化学检查是指应用免疫学理论和抗原抗体特异性结合的原理，制备针对组织细胞表达的特异性蛋白质抗体，再应用化学方法结合上显示剂，在显微镜下观察抗原和抗体特异性结合的部位和强度。随着分子免疫学和生物工程技术的进步，针对人体组织细胞中正常或异常蛋白质的特异性抗体越来越多，免疫组织化学技术在临床病理学诊断中的重要性越来越突显。免疫组织化学技术在肿瘤病理诊断中的价值主要体现在以下几个方面。①根据肿瘤细胞的免疫组化的分化表型，对分化差的肿瘤进行组织学亚型判断，如低分化肺腺癌往往 TTF-1 和

NapsinA 表达阳性,而低分化鳞状细胞癌则表达 P63 和 CK5/6。
②对组织学形态缺乏特异性的肿瘤,需要进行一组抗体的免疫组织化学检查,才能进行有效的鉴别诊断。如对于软组织梭形细胞肿瘤,若肿瘤发生在胃肠道,呈 CD117 强阳性表达,则提示是胃肠道间质肿瘤;若肿瘤发生在皮下,呈 CD34 强阳性表达,则提示是隆突性皮纤维肉瘤。③检测少数特异性基因是否存在异常改变,若免疫组织化学显示 P53 蛋白强阳性表达,则提示 TP53 基因存在核苷酸水平的突变;若显示 HER-2 强阳性表达,则提示该基因存在核酸水平的扩增。④检测淋巴结中微小转移灶,应用免疫组织化学技术可发现组织学检查难以明确的转移性肿瘤细胞。⑤利用免疫组织化学检查乳腺癌和胃肿瘤细胞中 HER-2、肺腺癌 ALK 和淋巴瘤 CD20 等的水平,其检查结果是相应靶向药物治疗非常重要的依据。

10. 什么是冰冻切片和常规石蜡切片?

冰冻切片是指借助恒温冷冻切片机,对活检组织进行快速冷冻和切片,并用 HE 染色,显微镜观察。其主要为外科医生术中提供手术切除标本的良、恶性质,手术切缘或有无发生转移等信息,以指导手术治疗。规范要求在 30 分钟内完成冰冻切片检查。它要求病理医师有较为丰富的诊断经验,做到快速而准确。如有疑问一时不能明确诊断的,则需科室多位诊断医师参与会诊和讨论。

常规石蜡切片是指送检标本经过规范化取材后,标本组织经过脱水、透明和浸蜡包埋处理,制成组织蜡块和切片,HE 染色,显微镜下观察分析。常规石蜡切片是病理诊断中最常用的制片方法,整个制片过程约需 48 小时。

11. 什么是癌症的病理组织学分级?

癌症的病理组织学分级的主要意义是提供癌症的组织学分化程度和细胞增殖活力的有关信息。组织学分级程度与患者的预后生存时间密切相关,对于临床医师制订治疗方案和预测预后具有指导价值。组织学分级通常适用于具有组织学分化特征的癌症,对于未分化癌、多形性癌、梭形细胞癌和巨细胞癌,一般不需要进行组织学分级评估。组织学分级标准在不同脏器的上皮性癌或间叶性肉瘤中尚存在差异。组织学分级主要以癌症的细胞学、组织结构和细胞核分裂象为分级的参数。一般采用三级法进行判断,即高分化、中分化和低分化。乳腺浸润性癌组织学分级的评估参数有细胞核形态的一致程度、腺管形成程度和核分裂象多少/10HPF。每一项参数分为 1、2、3 分,分数越低,代表分化程度越高。三项参数合计 3~5 分为组织学分级Ⅰ级(高分化),6~7 分为组织学分级Ⅱ级(中分化),8~9 分为组织学分级Ⅲ级(低分化)。对于活检标本,癌症的组织学分级评估存在局限性;如有手术标本,则应该以手术标本肿瘤的组织学分级作为最终的分级依据。对于一个巨大肿瘤(体积大于 10 厘米×10 厘米)来说,取材组织块应该在 8 块以上,以较为完整地观察肿瘤的分化程度和异质性程度。

12. 癌症确诊后,为什么还要进行分期?

对于外科手术切除的恶性肿瘤,需要进行临床分期及病理学分期,以便临床医师和病理诊断医师对不同分期的恶性肿瘤的预后转归进行分析研究,并指导临床医师制订治疗方案。同一种癌症的期别不同,其病变发展的范围不同,治疗方法是不同的,结果也是不一样的。因此,在治疗前必须进行规范化病理学检查和正确的分期。恶性肿瘤的临床分期又称为 TNM 分期。

T 是指肿瘤的大小或肿瘤的浸润深度；N 是指肿瘤局部引流区的淋巴结转移状况；M 是指远处转移状况。例如，Ⅰ 期浸润性乳腺癌，肿瘤大小在 2 厘米或以下，无淋巴结转移，无远处转移；Ⅱ期浸润性乳腺癌，肿瘤大小在 2～5 厘米，未累及胸壁，局部淋巴结转移阳性 1～3 枚，无远处转移；Ⅲ 期浸润性乳腺癌比 Ⅱ 期更严重，肿瘤累及胸壁，或局部淋巴结转移阳性 4 枚以上，无远处转移；Ⅳ 期浸润性乳腺癌，属于晚期乳腺癌，已发生远处转移，原发性肿瘤大小和局部淋巴结转移状况可以是任何一种状态。对于 Ⅰ 期乳腺癌患者，一般以单纯手术治疗为主，便可获得良好的效果；对于 Ⅱ 期乳腺癌患者，常需要在手术后进行化疗或综合治疗。

第五章　如何治疗癌症？

一、癌症的主要治疗方法和适应证

1. 手术治疗方法有哪些，各有何适应证？

理论上，若手术完全清除肿瘤细胞，癌症是可以被治愈的。对早期或较早期实体肿瘤来说，手术切除仍然是首选的治疗方法。根据目的不同，手术治疗可分为以下几种。

（1）根治性手术：由于恶性肿瘤生长快，表面没有包膜，它和周围正常组织没有明显的界线，局部浸润明显，并可通过淋巴管转移，因此，手术要把肿瘤及其周围一定范围的正常组织和可能受侵犯的淋巴结彻底切除。这种手术适合于肿瘤范围较局限、没有远处转移和体质好的患者。

（2）姑息性手术：对于肿瘤范围较广，已有转移而不能做根治性手术的晚期患者，为减轻痛苦、维持营养和延长生命，可以只切除部分肿瘤或做些减轻症状的手术，如造瘘术、消化道短路手术等。

（3）减瘤手术：对于肿瘤体积较大或侵犯较广，不具备完全切除条件的患者，可以做肿瘤的大部切除，降低瘤负荷，为以后的放、化疗或其他治疗奠定基础。

（4）探查性手术：对于深部的内脏肿块，有时经过各种检查不能确定其性质，需要开胸、开腹或开颅检查肿块的形态，以区别其性质或切取一小块活组织行快速冰冻切片检查，待明确诊

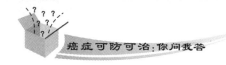
断后再决定手术或其他治疗方案,此为探查性手术。

(5)预防性手术:用于癌前病变,防止其发生恶变或发展成进展期癌。如家族性结肠息肉病的患者可以通过预防性结肠切除而获益,因为这类患者若不切除结肠,则 40 岁以后约 50% 的患者可发展成结肠癌,70 岁以后几乎 100% 发展成结肠癌。

2. 化学治疗方法有哪些,各有何适应证?

化学治疗,简称化疗,是指用可以杀死肿瘤细胞的化学药物治疗癌症。由于肿瘤细胞与正常细胞最大的不同之处在于肿瘤细胞分裂及生长速度较快,所以抗癌药物的作用原理通常是借由干扰细胞分裂机制来抑制肿瘤细胞的生长,譬如抑制 DNA 复制或阻止染色体分离。多数的化疗药物没有专一性,所以会同时杀死进行细胞分裂的正常组织细胞,因而常伤害健康组织,例如肠黏膜细胞。不过,这些组织在化疗后通常能自行修复。

因为有些药品合并使用可获得更好的效果,所以化学治疗常常同时使用两种或两种以上的药物,称作综合化学疗法。大多数癌症患者的化疗是使用这样的方式进行的。

在临床应用中,化学治疗方式主要有以下四种。

(1)晚期或播散性肿瘤的姑息化疗:对于这类肿瘤患者,因为通常缺乏其他有效的治疗方法,常常一开始就采用化学治疗,近期的目的是取得缓解。人们通常将这种化疗称为诱导化疗。如一开始采用的化疗方案失败而改用其他化疗方案,则被称为解救治疗。

(2)辅助化疗:是指在局部治疗(手术或放疗)后,针对可能存在的微小转移病灶,防止其复发转移而进行的化疗。例如,骨肉瘤、睾丸肿瘤和高危的乳腺癌患者术后辅助化疗可明显改善疗效,提高患者生存率或无病生存率。

（3）新辅助化疗：针对临床上相对较为局限，但手术切除或放射治疗有一定难度的肿瘤，可在手术或放射治疗前先使用化学治疗。其目的首先是希望化疗后肿瘤缩小，从而减小切除的范围，减少手术造成的伤残；其次，化疗可抑制或消灭可能存在的微小转移灶，提高患者的生存率。现已证明，对于膀胱癌、乳腺癌、喉癌、骨肉瘤及软组织肉瘤、非小细胞肺癌、食管癌及头颈部癌，新辅助化疗可以缩小手术范围，或把不能手术切除的肿瘤经化疗后缩小变成可切除的肿瘤。

（4）特殊途径化疗：

1）腔内治疗：包括对胸腔内、腹腔内肿瘤及转移灶的治疗。通常将化疗药物（如丝裂霉素、顺铂、5-氟尿嘧啶、博来霉素）用适量的液体溶解或稀释后，经引流的导管注入各种病变的体腔内，从而达到控制恶性体腔积液的目的。

2）椎管内化疗：白血病及许多实体瘤可以侵犯中枢神经系统，尤其脑膜最容易受侵因而需要行椎管内治疗。治疗方法通常是采用腰椎穿刺鞘内给药，以使脑积液内有较高的药物浓度，从而达到治疗目的。椎管内常用的药物有甲氨蝶呤及阿糖胞苷。

3）动脉插管化疗：如颈外动脉分支插管治疗头颈癌，肝动脉插管治疗原发性肝癌或肝转移癌。

3. 放射线治疗方法有哪些，各有何适应证?

放射线治疗也称放疗或辐射疗法，是指使用辐射线杀死肿瘤细胞，缩小肿瘤。放射线治疗可经由体外放射治疗或体内接近放射治疗。由于肿瘤细胞的生长和分裂都较正常细胞快，因此借由辐射线破坏细胞的遗传物质，可阻止细胞生长或分裂，进而控制肿瘤细胞的生长。不过，放射治疗的效果仅能局限在接

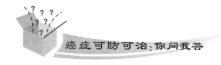

受照射的区域内。放射治疗的目标则是要尽可能地破坏所有肿瘤细胞,同时尽量减少对邻近健康组织的影响。虽然辐射线照射对肿瘤细胞和正常细胞都会造成损伤,但大多数正常细胞可从放射治疗的伤害中恢复。

肿瘤对放疗敏感性的高低与肿瘤细胞的分裂速度、生长快慢呈正比。同一种肿瘤的病理分化程度与放疗敏感性呈反比,即肿瘤细胞分化程度低,则放疗敏感性高;而分化程度高,则放疗敏感性低。因此,临床上根据肿瘤对不同剂量放射线的反应可将肿瘤分为三类。①对放疗线敏感的肿瘤:常在照射 50～60 戈瑞后,肿瘤即消失,如淋巴瘤、精原细胞瘤、无性细胞瘤及低分化的鳞状上皮细胞癌、小细胞未分化型肺癌等。②中度敏感的肿瘤:要照射到 60～70 戈瑞,肿瘤才消失。③对放疗不敏感的肿瘤:其照射量接近甚至超过正常组织的耐受量,放射治疗的效果很差,如某些软组织肉瘤和骨肿瘤等。肿瘤的放疗敏感性还与其生长方式有关:向外突性生长的肿瘤(如乳突型、息肉型、菜花型)一般对放射线较为敏感,而浸润性生长的肿瘤(如浸润型、溃疡型)对放射线的敏感性则较低。

放疗敏感性与放射治愈率并不呈正比。对放疗敏感性好的肿瘤,虽然局部疗效好,肿瘤消失快,但由于它的恶性程度大,远处转移机会多,因而难以根治。鳞状上皮癌对放疗的敏感性属中等,但它的远处转移少,故放射治愈率较高,如皮肤癌、鼻咽癌、子宫颈癌。另外,淋巴肉瘤、髓母细胞瘤等对放疗较敏感。对放疗高度敏感的肿瘤有多发性骨髓瘤、精原细胞瘤、卵巢无性细胞瘤、尤文瘤、肾母细胞瘤等。对放疗高度敏感的肿瘤的治疗可以放疗为主。对早期的宫颈癌、鼻咽癌、舌癌及食管癌等进行放疗,五年生存率可达 90％以上。对这些癌症晚期进行放疗,有时也能取得一定的疗效。

4. 靶向治疗方法有哪些,各有何适应证?

从 20 世纪 90 年代后期开始,靶向治疗在某些癌症的治疗上取得了明显的效果。其不仅可以与化疗一样能有效地治疗癌症,而且副作用比化疗小许多。目前,靶向治疗也是非常活跃的一个研究领域。其原理是使用具有特异性对抗肿瘤细胞的小分子,例如用酪氨酸磷酸酶抑制剂治疗 EGFR 敏感突变的非小细胞肺癌疗效显著,但耐药基因的出现是目前进一步提高疗效的主要障碍。

5. 免疫疗法有哪些,各有何适应证?

免疫疗法是指利用人体内的免疫机制来对抗肿瘤细胞。目前,进展较快的有癌症疫苗疗法和单克隆抗体疗法,而免疫细胞疗法最近几年发展较快。

6. 中医中药治疗方法有哪些,各有何适应证?

中医中药治疗配合手术治疗、放疗、化疗,可以减轻放疗、化疗的毒副作用,增强患者对放疗、化疗的耐受力,促进患者康复。

二、手术治疗

1. 什么是根治性手术,什么是非根治性手术?

根治性手术主要针对早、中期癌症,即病变尚局限在原发部位或仅有邻近的淋巴结转移时,将原发病灶及其周围一定范围内正常组织连同邻近的转移淋巴结彻底清除,而无任何可疑的癌灶残留。对于部分晚期癌症患者,如其存在远处转移病灶,则可一并切除,也可达到根治手术的目的。能够进行根治术的癌症,一般预后较好。

如果手术达不到清除所有病灶的目的,则为非根治性手术,

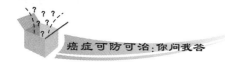
主要以减少或消除晚期并发症（如出血、梗阻等），同时提高生活质量为目的。

2. 什么是广泛切除术，什么是局部切除术？

有些癌症容易向周围潜伏生长，实际病灶范围可能比肉眼看到的要大，为了不留后患，手术中将肿瘤及其周围较远处有可能存在肿瘤细胞的组织切除，称为广泛切除术。而局部切除术仅仅将肿瘤切除或者剜出，没有包括正常组织的连续性切除，大部分良性肿瘤适合局部切除术。

3. 为什么癌症的根治性手术常要包括淋巴结清扫？

淋巴结是免疫器官，能够暂时阻挡肿瘤细胞进一步扩散。如把原发瘤和区域淋巴组织内的转移灶一并切除，便有可能获得治愈。例如甲状腺癌极易向同侧或双侧颈淋巴结转移，乳腺癌易向同侧腋窝和胸骨旁淋巴结转移，胃癌易向胃周及其主要血供的血管旁淋巴结转移，因此根治性手术常需包括区域淋巴结清扫。

4. 什么是预防性淋巴结清扫，什么是治疗性淋巴结清扫？

预防性淋巴结清扫是指对于容易发生淋巴结转移的恶性肿瘤，当临床上尚未发现有淋巴结转移时，在原发灶切除的同时做有关区域内的淋巴结清扫。治疗性淋巴结清扫是指确诊时已有淋巴结转移，在切除原发病灶的同时进行的淋巴结清扫。对多数易于发生淋巴结转移的恶性肿瘤，预防性淋巴结清扫的效果一般较治疗性淋巴结清扫好。

5. 什么叫作减瘤术？

有些肿瘤由于在早期很难被发现，确诊时多半已至中晚期，往往不容易通过手术彻底切除。在这种情况下，将肿瘤的大部或部分切除,残留一部分肿瘤的外科手术就叫作减瘤术。当然,肿瘤残留应越少越好。但这种缩小手术范围的方法,必须以术前、术后有效的辅助疗法(如放疗、化疗等)为前提。

6. 什么是前哨淋巴结活检术?

淋巴结转移有一定的规律,即大部分从附近的淋巴结向远处淋巴结转移,前哨淋巴结就是指癌症转移的第一站淋巴结。前哨淋巴结活检术是指通过在原发肿瘤周围注射染料、核素或荧光等方法显示前哨淋巴结,然后切除前哨淋巴结并在病理切片下判断有无转移,以指导后续的区域淋巴结清扫。即前哨淋巴结有转移,才进一步行淋巴结清扫术。前哨淋巴结活检术的准确性很高,可以减少很多不必要的区域淋巴结清扫术。

7. 什么是短路手术?

短路手术是指将空腔脏器(胃、肠、胆管)的远近端连接起来,以达到绕开病灶部位,使其内容物能够顺利向远端运行。短路手术是一种姑息性手术,常在原发肿瘤不能切除并且伴有梗阻的情况下施行。

8. 癌症手术后复发还能再手术吗?

肿瘤复发是癌症的基本特性之一。以往认为,复发后便是癌症晚期,失去了再手术的机会。近年来的临床实践表明,如果复发后的再次手术能够达到彻底清除临床可见病灶的目的,那么术后配合放疗、化疗等辅助手段,也能够延长生命。另外,针对复发后的一些并发症,手术在提升生活质量方面也是有价值的。

9. 怎样才能既根治肿瘤又保存机体功能?

毋庸置疑,恶性肿瘤的治疗以根治为第一目的。但随着技术的进步、综合治疗手段的改善,越来越多的肿瘤外科医生正努

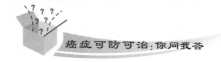

力寻求根治肿瘤及保存机体功能之间的平衡。目前，常用的方法有以下几种：①缩小手术范围，结合术前术后的辅助治疗达到同样的治疗效果，如乳腺癌的保乳手术配合术后放疗；②采用微创手术的方法，精细解剖，以避免不必要的损伤。如腹腔镜低位直肠癌手术，可以最大限度地保留肛门，减少盆腔神经损伤，从而保留泌尿和性功能。

三、化学药物治疗

1. 什么是化疗？

化疗的全名为化学药物治疗，指用化学方法制成的药物来治疗癌症，阻断肿瘤细胞的增殖和转移等。目前，化疗仍然是癌症全身治疗的重要手段之一，并且可以弥补手术和放疗等局部治疗的不足之处。化疗进展很快，不仅新的更有效的药物层出不穷，而且用药方法也有新的改进，治疗效果已从姑息性治疗阶段进入了治愈性阶段。化疗的临床应用有四种方式：新辅助化疗、辅助化疗、姑息化疗和特殊途径化疗。

2. 什么是介入化疗？

介入化疗是指应用放射诊断学的器械和方法将化疗药物送达到肿瘤局部，达到给药的目的，一般通过癌肿的主要供应动脉将抗癌药物注入，使癌瘤得到较全身用药高得多的药物浓度，从而提高疗效。介入化疗主要用于不宜手术的患者，也可用作术前辅助治疗，常用于肝癌、肺癌及骨肉瘤等。

3. 化疗对哪些癌症有效，对哪些癌症无效？

尽管化疗是治疗癌症的常用有效手段之一，但各种癌症对化疗的敏感性差异较大。对化疗敏感的癌症有：白血病、淋巴瘤、多发性骨髓瘤、精原细胞瘤；对化疗中度敏感的癌症有：乳腺癌、肺癌、神经母细胞瘤、结直肠癌、卵巢癌；对化疗不敏感或仅轻度敏感的癌症有：肝癌、平滑肌肉瘤、滑膜肉瘤、纤维肉瘤等。改进用药方法，如动脉内用药，可以提高对化疗仅中度或轻度敏感癌症的疗效，并减少毒副作用。

4. 癌症的化疗药物有哪几类？

癌症肿瘤的化疗药物可分为两大类。一类化疗药物破坏 DNA 或影响它们的复制，能杀死处于增殖周期各期的细胞，甚至包括 G_0 期细胞，被称为细胞周期非特异性药物。在一定范围内，它们的作用强度随药物剂量的增加而稍增。一般以静脉推注为主。这些化疗药物包括烷化剂和大部分抗癌抗生素。另一类化疗药物仅对增殖周期的某些期敏感，对 G_0 期不敏感，被称为细胞周期特异性药物，如作用于 M 期的植物类药，作用于 S 期的一些抗代谢药。这些化疗药物的作用受到处于细胞周期中某一阶段的细胞数目的限制，药量过分增大并不成正比地增加对肿瘤细胞的杀伤能力，所以一次大剂量给药，临床上不会有较好的疗效，而将有效血药浓度维持一定时间，疗效更好。

5. 为什么采用间歇性大剂量化疗？

间歇性大剂量化疗是根据细胞增殖动力学及药物作用动力学的原理而采取的给药方式。其优点在于在药物强有力地杀伤肿瘤细胞的同时，使身体在两个治疗周期的间歇中得到恢复，从而提高疗效，减少毒性。目前，各种化疗方案大多已采用这种方法。一般两个周期之间相隔 3～4 星期，用药时间仅 1～3 天，其间有两个多星期休息。

6. 什么是化疗周期，什么是化疗疗程？

癌症患者接受的化疗方案是有计划逐步完成的。既要保证药物疗效，又要能让患者耐受，所以需要确定化疗周期及疗程。一个化疗周期即指从化疗开始的第一天到下一次的化疗开始前的一段时间。一个化疗疗程往往包括几个化疗周期。对于每个化疗周期方案的长短设计，一般主张要考虑肿瘤细胞的增殖周期，对于增殖周期时间短或相对较短的癌症，如绒毛膜上皮癌、急性淋巴细胞性白血病、非洲儿童淋巴瘤、部分肺小细胞未分化癌、恶性淋巴瘤和睾丸肿瘤等，一般在 6 周内给药 2～3 次比较合理。

7. 什么是辅助化疗？

辅助化疗是辅助化学治疗的简称，指在进行有效的局部治疗（如手术治疗）过程中，为了防止或者治疗可能存在的微小转移病灶而进行的化疗。这种化疗是作为局部治疗的一个补充方法，因此被称为辅助化疗。从广义上讲，辅助化疗属于综合治疗，只是它们在其中的位置不同而已。辅助化疗可清除手术或放疗后残余肿瘤细胞，甚至可作用于远处转移的肿瘤细胞，提高手术及放射治疗的疗效。目前，在对癌症实施手术或放射治疗（简称放疗）时，辅助化疗已被列为常规手段而作为治疗计划的一部分。

8. 何谓诱导化疗？

诱导化疗是指在实施局部治疗方法（如手术或放疗）前所做的全身化疗，目的是先使肿块缩小，尽早杀灭看不见的转移细胞，使临床期别降级，以利于后续的手术、放疗等。诱导化疗亦可控制微小转移病灶，减少术后复发和扩散。适于诱导化疗的癌症有乳腺癌、部分非小细胞肺癌、消化道肿瘤、泌尿生殖系肿瘤、骨肉瘤等。

9. 化疗药物有哪些毒副作用？

（1）局部反应：①局部组织坏死；②栓塞性静脉炎。

（2）全身反应：①胃肠道反应；②骨髓抑制；③神经系统损害；④肺部毒性反应；⑤内分泌系统失调及生殖功能障碍；⑥免疫功能抑制；⑦肝功能损害；⑧脱发和皮肤反应；⑨过敏反应；⑩心血管系统反应；⑪末梢神经炎。

10. 联合化疗的治疗原则是什么？

（1）使用不同作用机制的药物，以便发挥协同作用。

（2）药物不应有相似的毒性，以免毒性累加而使患者不能耐受。

（3）单一用药必须有效。

11. 用抗癌药物前后为什么要验血，有时一周内还要验几次？

抗癌药物除能杀灭肿瘤细胞外，对人体的正常组织器官亦有很强的毒副作用，尤其是对骨髓有抑制作用，表现为白细胞、血红蛋白和血小板的减少。此外，化疗还可能导致肝功能、肾脏功能损害，因此就必须随时了解患者的血常规和肝肾功能情况。医生需要根据各种检查数据及指标考虑用药方案、药物是否要减量，以及停药或用药过程中必须应用哪些辅助药物等情况。因此，较频繁的验血在治疗阶段是难免的。

12. 为什么说许多癌症早期病例单靠化疗难以彻底消灭体内所有的肿瘤细胞？

肿瘤细胞的繁殖十分迅速。恶性增殖是按几何级数方式增长的。一个 1 立方厘米（重量约 1 克）的癌症病灶，肿瘤细胞可能已在体内恶性繁殖了二十六七代，也就是说，一个 1 克的癌症病灶约有 10^9 个肿瘤细胞。现有的抗癌药物对难治性癌症病灶又只能按一定比例杀灭肿瘤细胞。例如，经一个疗程化疗，药物可将 10^9 个肿瘤细胞减少至 10^8 或 10^7 个，要杀灭更多的肿瘤细胞就要必须做第二、第三……个疗程的化疗。但现有抗癌药物多数毒性很大，人体不易耐受多疗程化疗。因此，采用手术或放疗的方法把肿瘤切除或基本杀灭，再辅以化疗可能达到较好的效果，而单靠化疗难以彻底消灭体内所有的肿瘤细胞。

13. 主要依靠化疗治愈的癌症有哪些？

多年来，世界各国对化疗药物的研发投入了大量的人力、物力和财力。迄今，人类用化疗能治愈哪些癌症呢？表5-1列出了这些癌症的5年生存率，其中许多患者在5年后最终被确认为临床治愈。

表5-1　用化疗可治愈的一些癌症及其5年生存率

病　　种	5 年生存率
绒毛膜上皮癌和恶性葡萄胎	70%～90%
卵巢瘤	10%～20%
伯基特氏淋巴瘤	50%
儿童急性淋巴细胞性白血病	50%～80%
成人急性淋巴细胞性白血病	20%～40%
成人急性粒细胞性白血病	10%～20%
儿童急性粒细胞性白血病	20%～40%
霍奇金病（Ⅰ、Ⅱ期）	40%～80%
非霍奇金氏恶性淋巴瘤	40%～65%
睾丸精原细胞癌	40%～50%
肾母细胞瘤	30%～40%

14. 化疗的禁忌证有哪些？

化疗的禁忌证有：①营养状态差，有恶病质或生存时间估计少于2个月的患者；②白细胞计数低于3.5×10^9/L，血小板计数低于80×10^9/L，或既往的多疗程化疗或放疗使白细胞及血小板计数低者；③既往有广泛的对骨骼照射史；④严重肝肾功能障碍者；⑤严重感染者。

15. 什么是化疗的远期毒性反应?

化疗后经一定时间方出现的毒性反应,称为远期毒性反应,如肺纤维化、心肌损害、永久性神经系统障碍、高频性耳聋、卵巢纤维化、畸胎、精神障碍,以及女性化、骨质稀疏、柯兴氏综合征等。

16. 化疗期间,患者在生活营养方面需要注意些什么?

化疗期间,患者常会有消化道的副反应,如恶心、呕吐、厌食等,特别对油腻的食物更为厌恶。这时,应酌情考虑不进食或减少进食,避免吃油腻、不消化或刺激性强的食物,也不主张过多食用高蛋白食物,但在色、香、味等方面下功夫可使患者增进食欲。

17. 在应用化疗药物时,抵抗力下降怎么办?

在应用化疗药物时,患者抵抗力若下降,则可适当用中药来调理机体。如化疗后出现口干、舌燥、大便秘结、小便黄赤、白细胞或血小板减少等症状,可用养阴生津的中药调理。

化疗后,若患者有消化道反应(如恶心、呕吐、胃纳不佳)致机体抵抗力下降,也可用中药调理。

18. 化疗药物溢出血管外怎么办?

很多药物,如氮芥、丝裂霉素、放线菌素 D、长春新碱及抗癌锑等,注射时如不慎漏于皮下或穿破血管,即可引起局部发炎、红肿疼痛,甚至可造成局部组织坏死。因此,在选择给药途径时,切勿将静脉注射的药物做皮下注射或肌注。经静脉给予的药物一旦漏出血管外,应立即用生理盐水局部注射,加以稀释,并用冰袋冷敷 6～12 小时,或用 50% 硫酸镁溶液湿敷,外涂鱼石脂软膏。

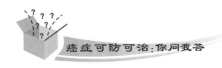
19. 怎样防止抗癌药物外溢?

防止抗癌药物外溢的主要方法有:①在注射这些药物之前,静脉穿刺一定要准确。②在加药之前,一定要看静脉点滴是否通畅、进液是否顺利、穿刺针有无回血,以证实针头确在静脉内。③一旦发现患者有疼痛、局部红肿或滴液很慢,要警惕药物外溢的可能,必要时拔出针,重新做静脉注射。④深静脉置管化疗。

20. 哪些抗癌药物能肌肉注射,哪些能口服?

多数化疗药物只能供静脉注射,也有少数药物可以肌肉注射(如甲氨蝶呤、平阳霉素、博莱霉素等),还有一些可以口服(如卡培他滨、替吉奥等)。患者用药必须遵照医嘱,仔细阅读药品说明书。

21. 怎样防治化疗引起的白细胞计数下降?

抗癌药物中,除激素类药物、长春新碱、博莱霉素和抗癌锑等外,均有比较明显的骨髓抑制作用,尤以氮芥、环己亚硝脲、丝裂霉素和柔红霉素等更严重。

防治化疗引起的白细胞计数减少的主要措施有以下几个方面:①严格掌握适应证,对一般情况差、近期曾做过化疗和放疗的患者应慎用化疗。②在化疗开始之前及化疗的全过程中,应给予必要的支持治疗。③如白细胞计数下降到 4×10^9/升,则暂停化疗;如白细胞计数低于 1×10^9/升,则应立即停药,并采取严密消毒隔离措施,防止感染,并考虑输血或输白细胞成分血。④试用升白药物,如利血生等。⑤用中药提升白细胞水平。⑥可考虑应用粒细胞集落刺激因子。

22. 怎样防止化疗引起的血小板计数下降?

在化疗药物中,较易引起血小板减少的药物有环己亚硝脲、丝裂霉素、普卡霉素、噻替派、放线菌素 D 等。血小板减少症有时还相当顽固,不易恢复,特别是化疗前血小板计数偏低者。目前,对血小板减少症的防治方法有以下几种。①选择对血小板影响较小的化疗药物。②如血小板计数低于$(80\sim50)\times10^9$/升,则应暂停化疗。③如血小板计数低于$(30\sim50)\times10^9$/升,则应少量输血或输新鲜血小板。④给予具有升血小板作用的中草药和成药。⑤必要时可给予重组白细胞介素-11、重组人血小板生成素等。当有出血倾向时,应给予维生素 K 以防止出血,或加用仙鹤草、生地、丹皮等中药。

23. 怎样防止化疗引起的贫血?

骨髓抑制是化疗常见的并发症,若未能及时治疗,患者可出现不同程度的贫血。对于这类患者,临床上可采取卧床休息、补充营养、输入铁剂和输血等方法进行缓解。

(1)卧床休息:患者化疗后应多休息,防止发生体位性低血压,必要时应吸入氧气使血氧饱和度≥90%。

(2)补充营养:增加维生素 C、维生素 E、维生素 B_{12} 及硒等营养素的摄入,以保护红细胞;进食含铁丰富的食物,以避免引起缺铁性贫血。

(3)输入铁剂:必要时输入铁剂。对于一般轻度缺铁性贫血患者,应每周 1 次给予静脉铁 100 毫克,一般需 2 周左右;对于重度患者,可每周 1 次给予静脉铁 100 毫克,共用 4 周,直至缺铁性贫血症状缓解。

(4)输血:当化疗患者血红蛋白水平<85 克/升时,会出现极度疲劳、头晕、头痛、心动过速、低血压及心脏缺血,可考虑输注浓缩红细胞。当血红蛋白水平<70 克/升,且血容量正常时,也可输注浓缩红细胞;当有活动性出血,且需要同时补充血容量和红细胞时,则考虑输全血。

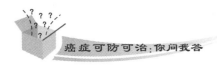

24. 化疗引起的泌尿系统反应有哪些?

化疗药物引起的泌尿系统反应有:①肾功能损害,表现为血肌酐增高,主要是尿素氮增高,严重时可见肾小管坏死;②严重而持久的膀胱炎,可导致膀胱纤维化。

25. 怎样防止化疗过程中的呕吐?

在化疗过程中,应对恶心、呕吐的方法有以下几种。①在化疗前给予止吐药物,如 5-羟色胺类、高度选择性的 NK-1 受体拮抗剂以及糖皮质激素类药物。②化疗当日应少量多餐,不进油腻食物,以清淡饮食为主。③饭后 2 小时不要平躺,可采取半卧位。④在接受治疗前,用凉毛巾盖住眼睛,尽量与人交谈,以分散注意力,减轻恶心的感觉。⑤在治疗前静躺 15～40 分钟。⑥当感到恶心时,试着深呼吸。

26. 化疗引起的脱发,以后是否会重新生长?

脱发是化疗的副作用,会令患者感到痛苦,特别对女性患者的精神有很大的影响。医生应向患者说明,经过停药半年左右,头发仍能生长,而且新生头发又黑又粗又密,常自然卷发,很有光泽,以消除患者的顾虑。

27. 癌症患者应如何对待化疗引起的脱发?

癌症患者应对化疗引起的脱发的方法有以下几种。①在用化疗药物时可试用头部冷却法,以减少药物进入头皮,或用头部冷却法加维生素 E(450～1000 毫克/日、口服)。②用中性洗发水洗头发,并且尽量减少洗头发的次数。③头发湿时不要硬梳头,待干后再慢慢梳理。④最好不要烫头发。

28. 怎样防治化疗引起的肝功能损害?

抗癌药物可引起轻重不同的肝功能损害。防治化疗引起的肝功能损害的主要方法如下。①严格选择化疗药物，尽量少用能引起严重肝功能损害的化疗药物。②对曾患肝炎、肝功能不正常或曾用化疗药物已引起肝功能障碍者，应尽量慎用化疗。③在化疗开始时，即配以疏肝利胆、清热利胆的中药。一旦发现转氨酶升高，应立即停药，并给予五味子散、联苯双酯、葡醛内酯片、叶绿酸铜钠片等保肝药物治疗。

29. 化疗时所引起的皮肤、指甲变化是怎么回事？

一些药物能引起皮肤和指甲的变化，如博莱霉素、卡培他滨等易引起皮肤（特别是手掌、足掌、手指或足趾等处皮肤）的色素沉着和高度角化，手指、足趾甲床溃疡、坏死，指甲脱落，有时也可出现瘙痒、斑丘疹、红斑等；普卡霉素注射后可出现面部和颈部潮红，后续发展为深部充血和面部水肿，有时指甲床根部可出现浅黑色素沉着。这些皮肤改变，一方面是药物的毒性反应，也是中医所说的耗气伤血的结果；另一方面，皮肤色素沉着是气虚血瘀的表现，所以常用益气养血的药物来减少这类反应。

30. 哪些化疗药物对心脏有损害？

化疗药物以柔红霉素、阿霉素、克拉霉素和抗癌锑对心脏的影响最明显。损害的严重程度与原有的心脏功能状况、对药物的敏感程度及用药总剂量有关。用药总剂量越大，发生心脏损害的概率越高，严重时可导致患者出现心力衰竭。故在应用以上药物时，一定要注意以往有无心脏病病史。比如，对老年人、曾做过纵隔放射治疗或用过大剂量环磷酰胺的患者应用阿霉素，都容易引起心脏毒性反应，所以对这类患者要避免使用或减量使用阿霉素。

31. 化疗药物对患者产生心脏毒性怎么办？

应对化疗药物所致的心脏毒性的方法主要有：①限制抗癌

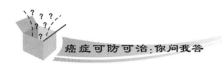

药物累积剂量,如阿霉素剂量<550毫克/平方米;②改变给药方法,如可将给药调整为每周低剂量,连续静脉滴注;③与抗心脏毒性药物并用,如辅酶Q、维生素E、丹参、右丙亚胺等。

32. 什么是腔内化疗,有何优缺点?

腔内化疗是指把抗癌药物直接灌注到蛛网膜下腔、心包腔、胸腔、腹腔内的方法。其优点是能使药物局部浓度升高,提高局部抗癌疗效,降低全身毒性。但它有一定的局限性,因血液中有效浓度低而影响全身疗效。因此,如需要腔内化疗,则应结合全身化疗。

33. 如何做膀胱腔内化疗?

膀胱腔内化疗,即在膀胱内灌注抗癌药物。基本方法是将抗癌药物用生理盐水稀释后灌入膀胱,并在膀胱内保留2小时,直接作用于膀胱肿瘤。如药物对尿道有刺激,则应插入导尿管后灌注。为了提高疗效,灌注前应将膀胱尿液排空并少饮水。灌注后,患者每15分钟更换一次体位,即平卧位、右侧卧位、左侧卧位,以使药物达到膀胱各个部位,2小时后排空药物和尿液。膀胱腔内化疗一般每周一次,或根据不同药物决定灌注的剂量、间歇时间和灌注次数。较常用的药物有丝裂霉素、阿霉素、噻替派等。膀胱腔内化疗对全身的毒性较小,剂量可以较大,常用于膀胱癌手术后,作为预防局部复发的措施。

34. 恶性胸腔积液常用哪些化疗药物做腔内化疗?

恶性胸腔积液占所有渗出性胸腔积液的40%～80%。肺癌、乳腺癌和恶性淋巴瘤几乎占恶性胸腔积液的3/4。出现胸水时,可在胸腔内注射化疗药物(如氮芥、顺铂、丝裂霉素、阿霉素、消卡芥、5-FU、甲氨蝶呤、放线菌素D等)以及免疫调节剂(如香菇多糖、肿瘤坏死因子等)。一般采取一两种抗癌药物联合应用的方法,必要时更换药物,交替使用不同药物以提高疗效。

35. 胸腔内化疗后,患者应注意什么?

胸腔内化疗后,患者应卧床休息,多做前、后、左、右体位更换,使抗癌药物广泛接触肿瘤细胞,达到最佳效果,有利于胸水吸收。

四、放射治疗

1. 什么是放射治疗?

放射治疗,简称放疗,是指利用人工制造或天然物质释放出的放射线的电离辐射作用来治疗癌症。发生放射线的治疗工具被称为放射源。放射源主要有三类:①放射性核素(同位素)放出的 γ、β 射线;②X 线治疗机和各类加速器产生的不同能量的 X 线;③各类加速器产生的电子束、质子束、中子束等。这些放射源用于治疗的两种基本方法是:①射线从离体外一定距离集中照射特定部位,叫外照射;②将放射源直接放入被治疗的组织内进行照射,叫内照射。此外,还有一种方法利用肿瘤组织对某种放射性核素的选择性吸收,通过口服或静脉注入方法将该种放射性核素引入人体内进行照射,被称为放射性核素治疗。不同的放射源产生不同的放射线,如加速器产生的高能量 X 线以及钴-60 产生的 γ 射线,穿透力强,剂量大,适用于治疗身体深部肿瘤;而加速器产生的电子束,穿透力较弱,适用于治疗较浅表的肿瘤。总之,放射治疗要根据肿瘤性质和部位而选择最适当的放射源,并给予最适宜的放射线剂量,才能取得最好的效果。

2. 哪些癌症适宜采用放疗?

大约 70% 的癌症患者在其疾病发展的不同时期因为不同的

原因和目的需要接受放疗。放疗与外科手术治疗一样,同属于局部治疗手段。有些肿瘤可以通过放疗得到根治,如鼻咽癌、早期肺癌、早期喉癌、肛管鳞癌、皮肤基底细胞癌和鳞癌等。早期喉癌放疗效果与手术治疗效果相当,但放疗能保全患者的发声功能。早期肺癌立体定向放疗可以达到与手术治疗一样的局部控制率。但就大多数中晚期癌症来说,任何一种治疗手段都很难完全控制癌症,需采取综合治疗措施(手术、放疗、化疗、靶向治疗和免疫治疗等)。对于不同病情的患者,其放疗的目的并不一样。

3. 放疗设备有哪些,各有何特点?

放疗设备有以下几种。①电子直线加速器:是利用电场和磁场的作用力,把带电粒子加速到高能的一种装置。主要用于治疗深部肿瘤,如食管癌、肺癌、胰腺癌等,是目前最普遍使用的放疗设备。射波刀、TOMO 刀是特殊类型的加速器。②后装治疗机:是将微小放射源通过人体正常腔道(如直肠、阴道、食管等)或者穿刺达到病变部位进行治疗的装置。主要用于治疗宫颈癌、直肠癌、前列腺癌等,但常需外放疗配合治疗。③钴-60 治疗机:用钴-60 作为放射源,利用其 γ 线杀伤肿瘤细胞。主要用于治疗深部癌症及部分浅表癌症。其优点是治疗费用低、方便。但目前已很少使用。④深部 X 线机:主要用于治疗浅表癌症及良性肿瘤,如皮肤瘢痕、血管瘤、皮肤癌等。但目前已经基本不用。

质子重离子治疗也是放疗的一种。

4. 什么是 γ-刀,什么是 X-刀?

(1)γ-刀是将钴-60 的 γ 线经特殊聚焦后,用于治疗肿瘤的一种放射治疗手段。通常,经过单次或者少量几次完成治疗,而且治疗靶区周围剂量锐减,形成刀切一样的效果,故称之为 γ-

刀。优点是集中照射一次或少量几次大剂量就完成治疗，同时周围正常组织损伤小。其有头部刀、体部刀，用于颅内外肿瘤性疾病的治疗。

（2）X-刀是将加速器的高能 X 线汇聚在病灶上，用于治疗癌症的一种放射治疗手段。与 γ-刀类似，因为使用 X 线，故称之为X-刀。

5. 什么是术前、术中和术后放疗？

（1）术前放疗：指在手术前进行放疗，剂量一般小于根治性放疗的剂量，放疗结束后数周进行手术。其目的是缩小瘤体，杀灭亚临床病灶，减少肿瘤细胞的扩散、淋巴结的转移，减少局部复发，将原来不能手术切除的肿瘤转为可手术切除。

（2）术中放疗：指在手术中，经切除原发灶及转移灶后，隔离周围重要器官对局部可能残留的癌症病灶进行一次大剂量放疗，既能使癌症局部得到有效剂量的放射线照射，又能减少周围正常脏器对放射线剂量的限制，减少癌症复发的机会。理论上来说，术中放疗优于术后放疗，但术中放疗需在放射治疗室内进行手术或从手术室把患者搬到放射治疗室进行放疗，这都存在颇多不便，而且费时，故难以普遍应用。

（3）术后放疗：一般用于手术切除不彻底、有肉眼残留病灶或镜下残留病灶者，分期较晚的患者，存在高危复发转移风险的患者。对术后有残留病灶者，建议应尽早开始放疗。

6. 什么是全身放疗？

全身放疗是指用放射源对患者全身从外部进行均匀照射。其主要适用于下列情况：①白血病患者移植前预处理；②广泛皮肤病（如蕈样霉菌病等）的治疗。全身放疗也曾用于广泛性骨转移的止痛治疗，但目前已很少用。

7. 分割放疗指的是什么?

将放疗总剂量分为数十次照射的方法被称为分割放疗。这种方法的优点:每次照射后,正常组织损伤小,修复率高,不影响器官功能;而癌症病灶对放射线敏感,损伤较重,修复也差。同时,分次照射可使对放射线不敏感的肿瘤细胞转为敏感细胞,从而提高放疗效果。常规分割放疗为每次 2 戈瑞(Gy),每周 5 次,每周剂量为 10 戈瑞(Gy)。如果把每次放疗剂量减小,而每日次数增多,则称为超分割放疗;如把一次剂量加大,疗程缩短,则称为大分割放疗。

8. 什么叫后装治疗,后装治疗时应注意什么?

后装治疗是放疗的一种方法,治疗范围根据机器类型及放射源的不同而有所区别。大多数后装治疗机以治疗宫颈癌为主,有的也可治疗食管癌、肺癌、直肠癌及浅表性肿瘤等。

后装治疗时,医生根据患者肿瘤发生的部位,把施源器(空管)置于所治疗的癌肿部位,做好固定,计算好时间、剂量,然后开动机器,使放射源进入施源器进行放疗。因此,"后装"就是后来装上放射源的意思。

宫颈癌患者在接受后装治疗时,应注意以下几点。

(1)治疗前应做好外阴道的消毒,以免引起阴道及宫腔的感染。

(2)治疗前应排空小便及大便。因为直肠与膀胱仅一壁之隔,膀胱内如小便充盈,则膀胱后壁与阴道间距就更短了。同样,如果不排空大便,则直肠与乙状结肠和阴道、宫颈距离就缩短。这样,在放疗时,由于膀胱和直肠壁与阴道或宫腔内的放射源接近,这些部位就更多地接受照射,就会增加放疗的副作用与并发症。

（3）在治疗时,应保持体位的正确性,不能乱动,以免施源器（内装放射源）移位,造成治疗部位不正确,影响治疗效果。

9.什么是放疗增敏剂?

放疗增敏剂是指与放射治疗配合使用,能够提高肿瘤放射敏感性的药物。与乏氧细胞有亲和性的亲电子化合物是很好的增敏剂。许多化疗药物也有助于提高放射治疗的效果,临床上会采用同步放化疗。

10.哪些情况适用急诊放疗?

需急诊放疗的情况较少。当肿瘤生长并对组织造成侵犯,如出现脊髓压迫、上腔静脉压迫综合征等情况时,可以考虑行急诊放疗。

11. 放疗能止痛、止血吗?

癌症外侵压迫和侵犯神经,尤其是癌症晚期转移至骨骼后,出现顽固性疼痛,在一般药物治疗、理疗均不能达到止痛效果的情况下,采用放疗能达到迅速止痛的效果。因为局部放疗能缩小瘤体,减轻肿瘤对神经压迫、侵犯的程度而达到止痛效果。对于增长快速、血供丰富的癌症,表面瘤组织易坏死脱落,造成周围血管开放而出血,一般药物止血效果差,此时若采用放疗能使瘤体缩小、周边血管闭塞而达到止血效果。

12. 放疗有副作用吗?

放疗在杀灭或杀伤肿瘤细胞时,不可避免地对正常组织也会造成一定的损伤,使患者产生一些全身和局部反应,称为放疗反应。全身性的放疗反应主要表现为食欲不振、无力、白细胞计数下降等,经适当的对症处理,一般不致影响放疗的继续进行。常见的局部反应有受照部位发生皮肤炎、黏膜炎等,根据受照射

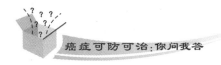
的剂量不同,局部反应也轻重不一。一些对放射线较敏感的正常组织和器官,如睾丸、卵巢、肾、脊髓及肺等,如接受了超过其耐受剂量的照射,会发生放射性损伤。

13. 盆腔放疗会产生哪些反应?

盆腔放疗常见的反应主要有以下几类。①直肠反应:表现为大便次数增多,黏液便和血便。②膀胱反应:表现为尿急、尿频、血尿,甚至出现膀胱纤维化等。③会阴部皮肤反应:表现为照射野皮肤潮湿、红、痒及糜烂等。④放射性阴道炎、尿道炎:表现为白带增多、尿痛等症状。

14. 怎样保护放射野内的皮肤?

为了保证放疗的顺利进行,防止照射区皮肤受不良刺激、损伤,在照射范围内禁止粘贴胶布,避免阳光曝晒、粗糙衣物摩擦和化学药剂(红汞、碘酒等)的刺激;禁止在照射区域内理疗或热敷等。如出现皮肤反应(如红、肿、痛、痒及糜烂等),应保持局部皮肤清洁、干燥,按医嘱局部给予药物治疗。在放疗结束前,要保持好定位时画在皮肤上的定位线,避免位置偏差而影响放疗效果。

15. 放疗患者的身体带有放射性吗?

放疗患者的身体不带有放射性。患者在治疗床上,由加速器发出射线时,有射线照在患者的肿瘤靶区。每次治疗结束后,放疗患者身上没有任何放射性。加速器的射线就像手电筒的开关一样,关了就没了。

五、分子靶向治疗

1. 什么是肿瘤分子靶向治疗?

所谓肿瘤分子靶向治疗,是指在细胞分子水平上,针对参与肿瘤发生发展过程的细胞信号传导和生物学途径，设计相应的治疗药物；当药物进入体内后，会特异地选择致癌位点而发生作用，使肿瘤细胞特异性死亡，而不会伤及肿瘤周围的正常组织细胞。

2. 靶向治疗常见药物及靶点有哪些？

目前，我国临床上使用较成熟的靶向药物有以下几种。①利妥昔单抗：用于治疗 CD20 阳性的非霍奇金淋巴瘤；②甲磺酸伊马替尼：用于治疗胃肠间质瘤及慢性髓性白血病；③吉非替尼、厄洛替尼、埃克替尼和克唑替尼：用于治疗晚期非小细胞肺癌；④西妥昔单抗：联合化放疗用于治疗晚期头颈部肿瘤和 RAS 野生型的晚期大肠癌；⑤曲妥珠单抗：联合化疗应用于 HER-2 阳性乳腺癌的辅助化疗及一线治疗，也可用于 HER-2 阳性的晚期胃癌的治疗；⑥贝伐珠单抗：联合化疗用于治疗晚期大肠癌，也可用于治疗晚期非小细胞肺癌及胶质母细胞瘤；⑦索拉非尼：用于治疗晚期肾癌、原发性肝癌及甲状腺癌；⑧苹果酸舒尼替尼：用于治疗胃肠间质瘤及晚期肾癌；⑨拉帕替尼：用于治疗晚期 HER-2 阳性乳腺癌；⑩依维莫司：用于治疗晚期乳腺癌和晚期肾癌；⑪尼洛替尼和达沙替尼：用于治疗伊马替尼耐药或不耐受的费城染色体阳性的慢性髓性白血病；⑫硼替佐米：用于治疗多发性骨髓瘤；⑬阿昔替尼：用于治疗晚期肾癌；⑭尼妥珠单抗：联合放疗用于治疗表皮生长因子受体（EGFR）表达阳性的Ⅲ/Ⅳ期鼻咽癌。

3. 靶向药物治疗有没有副作用？

靶向药物治疗过程出现副反应的概率较化疗低且严重程度也相对较轻。常见的副作用有过敏反应、乏力、腹泻、心脏毒性、高血压、蛋白尿及皮肤损害等，相对罕见但比较严重的副作用有

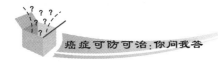

间质性肺炎等。

4.什么是癌症的基因治疗？

癌症现已被认为是基因异常所引起的一类疾病。基因治疗就是通过对基因的操作或导入，以修复和弥补相关基因的结构和功能缺陷，从而达到治疗的目的，这是治疗癌症的一种全新途径。随着科学技术的不断发展，基因治疗将成为肿瘤治疗的主要手段，将是人类医学史上辉煌的新世纪。目前，基因治疗尚处于实验研究和临床试用的初级阶段，距离临床扩大应用尚有很长的路程。在国外，经有关国家部门批准，临床上开始试用基因治疗的肿瘤有恶性黑色素瘤、脑瘤、神经母细胞瘤、肾癌、肺癌、乳腺癌、卵巢癌和白血病等，并已取得一些成效。

六、生物免疫治疗

1.什么是癌症生物疗法？

从广义上来讲，所有使用"生物制品"的抗肿瘤疗法都可以被称作癌症生物疗法。这种疗法包括应用病毒、细菌、细胞以及动物的提取物等多种产品。但在临床工作中，癌症生物疗法主要是指免疫治疗、基因治疗和细胞治疗。其中，免疫治疗指的是将利用肿瘤抗原肽制成的单价或多价肿瘤疫苗接种于患者皮下，使其产生一定的抗肿瘤效果。基因治疗是指通过病毒载体，向肿瘤细胞内转入自杀基因或正常基因，来治疗肿瘤的方法。其中，P53腺病毒已获批适用于鼻咽癌；而在其他实体肿瘤的临床应用，国内外尚有多项临床试验正在进行。细胞治疗的概念比较宽泛，包括使用患者自身的免疫细胞回输疗法，以及用批量生产的异源性基因修饰活细胞肿瘤疫苗等。

2.什么是癌症的生物免疫治疗？

癌症的生物免疫治疗是指使用生物制剂,增强患者自身机体免疫力,以达到控制癌症生长和扩散目的的疗法。随着免疫学的迅猛发展,免疫疗法的手段增多,癌症的生物免疫治疗效果大为提高,成为继手术、放疗和化疗之后的癌症第四大治疗方法。

免疫疗法种类繁多,根据其是否针对特异性肿瘤抗原,分为特异性和非特异性两大类;而根据患者机体本身是否产生抗原记忆效应,又分为主动免疫治疗和被动免疫治疗两类。

比如:使用患者自体肿瘤组织或其提取物,制备肿瘤抗原肽用于皮下免疫接种或制备抗原致敏 DC 细胞进行皮下注射的疗法,属于特异性的主动免疫治疗;使用免疫活性蛋白、细胞因子、植物多糖类提取物广谱激活患者体内多种免疫细胞来提高机体免疫力,属于非特异性的主动免疫治疗。

非特异性被动免疫疗法是通过将患者的外周血淋巴细胞提取出来,在体外利用细胞因子等激活增殖,使其扩增 1000 倍以上,再回输给患者的方法。其通过非特异性地增加外周血液循环中的淋巴细胞,以达到免疫增强效果。

特异性被动免疫疗法是目前已取得较大突破,且能够进入临床应用的有效免疫治疗手段。其分为两类。一类是使用免疫检查点单抗类药物,如美国已经上市的 Yervoy、Keytruda 和 Opdivo 等药物已被证明能够打破肿瘤局部的免疫抑制性平衡状态,使得具有特异性肿瘤杀伤能力的免疫细胞(主要是 $CD8^+$ T 细胞)获得较高的肿瘤清除效力,实现肿瘤的长期控制。另一类是使用基因工程方法将识别特定抗原的 TCR 受体或者嵌合 TCR 受体转导入患者自体 T 细胞内,经体外扩增培养,过继回输给患者,前者被称为 TCR-T,后者被称为 CART。其中,针对 CD19 抗原的 CART 方法在 CD19$^+$ 的急性淋巴细胞白血病患者身上取得了少数治愈、大部分缓解的效果,而针对 NY-ESO-1、Methothelin 等蛋白抗原的 TCR-T 细胞疗法在多种实体肿瘤的临床试验中也表现出色,进入临床应用的前景较好。除此之外,国内尚有抗原特异性树突状细胞和细胞因子共培养和杀伤细胞(Dendritic cells-cytokine induced killer,DC-CIK)疗法,该方法使用的是肿瘤组织裂解提取的蛋白肽段,激活患者自身的 DC 细胞,与 CIK 细胞共同回输患者,也能取得一定疗效,但缺乏大规模临床试验证实。

3. 生物免疫治疗有哪些副作用?

总体来说,前述的多种癌症生物免疫治疗的副作用轻微,主要的副作用是当机体淋巴细胞产生免疫反应时,释放的细胞因子等生物活性物质造成流感样症状,如低热、头痛、肌肉关节酸痛、疏松结缔组织处水肿等。此外,如患者本身具有自身免疫性疾病或本身为过敏体质,对异源性蛋白容易产生过敏者,则容易产生严重副作用,一般不建议采用生物免疫治疗。若输注的免疫细胞过多或者在患者体内增殖过快,而产生过强的肿瘤杀伤效应时,则可能导致两种致死性的并发症——细胞因子释放综合征(Cytokine-release syndromes,CRS)和肿瘤溶解综合征(Tumor lysis syndrome,TLS)。CRS 的症状包括持续高热、毛细血管渗漏、低血压、缺氧以及神经系统症状;TLS 的症状包括高尿酸血症、高钾血症、高磷血症而导致的低钙血症等代谢异常,最终继发肾衰竭和心衰竭。目前,CRS 的症状已可通过 IL-6 单抗——托珠单抗进行特异性治疗,症状在 1~3 日内明显缓解,疗效与类固醇疗法相似,且不影响肿瘤治疗效果。

4. 所有癌症都可以用免疫疗法来治疗吗？

这个问题需要辩证地来回答。免疫细胞增殖和致敏、获得抗肿瘤能力是一个缓慢的过程。

对于抗原非特异性免疫疗法来说，几乎所有癌症都可以使用，但是因为针对性不明确，需要长期坚持用药和反复接种免疫，才能达到有效的免疫反应，剂量以能产生足够的抗肿瘤免疫细胞为依据。

而对于抗原特异性免疫疗法来说，癌症器官来源不是决定因素，但必须先进行癌症组织标本的基因检测，明确该患者的癌症是否存在免疫细胞能够识别和发挥杀伤作用的靶点。蛋白抗原阴性的患者并不适用该类免疫疗法。

总而言之，由于免疫治疗的自身特点，大致上可适用的人群必须是：预期生存时间长，存在某些可作为免疫细胞识别靶点的蛋白抗原，有机会反复接受免疫接种而增强免疫细胞回输效果的患者。

七、中医中药治疗

1. 中医对恶性肿瘤的认识与诊治源流如何？

在漫长的人类历史进程中，肿瘤作为一种疾病，始终存在。历代医家对肿瘤有着大量丰富的认识，可初步概括为认识形成、理论成熟、学术繁荣和创新发展四个阶段。

（1）认识形成阶段。在远古殷周时代，人们就对肿瘤有所了解。当时的甲骨文上就曾有"瘤"的记载，这是迄今为止发现的最早的关于肿瘤的文献记载。我国现存最早的医学经典《黄帝内经》对肿瘤的病因病机作了简略的论述："虚邪中人，留而不去……息而成积。"另外，《灵枢·百病始生》也写道："若内伤于忧怒，则气上逆，气上逆则六俞不通，温气不行，凝血蕴裹而不散，津液凝涩，着而不去，而积皆成矣。"他们认为肿瘤的形成与正气虚弱、外邪侵袭、七情内伤等密切相关。

此后，相传秦越人所著的《难经·五十六难》篇曰："积者，阴也，故沉而伏，五脏所生，其始发有常处，其痛不离积部，肿块上下有所始终，左右有所穷处，死不治。聚者，阳气也，阳伏而动，六腑所生，其始发无根本，其痛无常处，可移动，虽困可治。"其首次论述了肿瘤的治法和预后。《神农本草经》成书于秦汉时期，是我国现存最早的药物学专书，其中记载了150余种功效与治疗肿瘤有关的中药，如人参、白术、杜仲、半夏、大黄等，大部分现仍为临床治疗肿瘤的常用药物。从该时期的中医药文献资料可以看出，后世肿瘤学说的形成在秦汉时期就已经有了良好的理论基础。

（2）理论成熟阶段。时至魏晋隋唐时期，各医家对肿瘤的认识更加细致和深入，如对乳腺肿瘤、甲状腺肿瘤以及其他内脏肿瘤各自的病因、病机、诊断有了进一步的阐述，也出现了多样化的治疗方法，中医肿瘤的理论在这一时期逐渐成熟。隋代巢元方在《诸病源候论》中分门别类地详细记载了多种肿瘤，如"积聚""癥瘕""反胃""食噎""瘿瘤"等，并详细描述了各自的病因、病机以及证候；唐代孙思邈则在《千金要方》中，按照肿瘤的发病部位和性质对"瘤"进行分类，如"骨瘤""瘿瘤""石瘤""脂瘤""脓瘤""肉瘤""血瘤"等。

（3）学术繁荣阶段。及至宋金元时期，医学理论日益丰富，中医对肿瘤的认识、防治也更加全面，促进了肿瘤学术的进步和发展。宋代杨士瀛所著的《仁斋直指附遗方论》更为详细地描述了癌症的症状、病性，认为"毒根深藏"是引起癌症的重要原因，为后世采用苦寒解毒法治疗癌症提供了有力的理论依据，同时还提出了癌症有易于浸润、转移和"穿孔透甲"的性质。

明清时期，中医对肿瘤的理论研究不断深入，进一步地认识到肿瘤疾病的发展与预后，并提出了肿瘤应当及早治疗的观点，治疗方法也更加丰富，尤其是记载了更多对肿瘤有治疗作用的药物，对现代临床治疗肿瘤具有重大的指导意义。

（4）创新发展阶段。清朝末年，随着西方医学大量传入中国，当时的医家对肿瘤的认识也进入了中西医汇通时期。其中，唐容川就是中西医汇通学派的早期代表，其所写的《中西汇通医书五种》《血证论》中出现的"痞滞"证类似于现在的肝癌、胃癌、胰腺癌等肿瘤类疾病，他认为积聚、痞满、癥瘕等与脏腑经络气血瘀滞有关，并提出活血化瘀治法。此外，王清任创立的"逐瘀汤"系列为后世采用活血化瘀法治疗肿瘤提供了理论依据和组方基础。

清末以来，各类医家一直以中西医结合的思路来研究肿瘤，尤其是近半个世纪，利用现代科学技术，中医药从临床和实验角度对肿瘤进行了广泛而深入的研究，不断探索中医治疗肿瘤的新方法。现代中医肿瘤学已成为一门独立的学科，并在肿瘤疾病的诊治方面发挥强大的作用。

2. 中医对肿瘤病因的认识如何？

目前，肿瘤的发病率呈现有增无减的趋势。这是一个复杂的问题，也是一个涉及诸多方面的问题，更是一个值得深入研究的问题。迄今为止，人们对恶性肿瘤发生的确凿因素依然没有找到明确答案。而中医学总结各家经验将肿瘤的病因归结于外感六邪、内伤饮食和七情、先天禀赋等各方面。

（1）外感六淫。历代中医文献曾记载，肿瘤的发生发展与外部环境密切相关，认为人体被外邪所侵，皆可能积久成病。如《灵枢·九针论篇》提到："四时八风之客于经络之中，为瘤病者

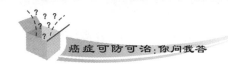

也。"认为，外邪"八风"滞留经络而成致瘤病。隋代巢元方《诸病源候论》曰："恶核者，内里忽有核，累累如梅李、小如豆粒……此风邪挟毒所成。"

（2）内伤饮食俗语有云，"民以食为天"。食物是人类得以生存的关键。古代医家早已认识到不良的饮食习惯是促使肿瘤发生的重要因素。如宋代严用和所著《济生方》记载"过餐五味，鱼腥乳酪，强食生冷果菜，停蓄胃院……久则积结为癥瘕"的说法；再如清代何梦瑶所著的《医碥》写道"酒客多噎膈，好热酒者尤多，以热伤津液，咽管干涩，食不得入也"。

（3）七情内伤。古代医家认为，肿瘤的发生发展与精神因素有着密切的关系。如元代朱丹溪认为，元代朱丹溪在《格致余论》中说"妇人有忧怒抑郁，朝夕积累，脾气消阻，肝气横逆，遂成隐核如棋子，不痛不痒，数年而发，名曰乳岩，以疮形似岩穴也，不可治矣"；明代陈实功认为，乳岩是由于"忧郁伤肝，思虑伤脾，积想在心，所愿不得志者，致经络痞涩，聚积成核"；清代吴谦编修的《医宗金鉴》中写道，失荣证是由"忧思恚怒，气郁血逆，与火凝结而成"。可见，情志因素与肿瘤的发生也有着密不可分的关系。

（4）先天禀赋。机体的脏腑功能和整体健康状况在肿瘤的发病中起着重要的作用。然而，机体的脏腑功能和整体健康状况与个人的先天禀赋密切相关。因此，肿瘤的发生也与先天禀赋密不可分。人生之本，本于阴阳，本于父母。人的先天因素的好与坏，决定着后天因素的很多变化，所以肿瘤的发生与其父母和家族有着很大的关系。

3. 中医对肿瘤病机的认识如何？

《素问遗篇·刺法论》曰："正气存内，邪不可干。"由此可见，正气是发病与否的关键环节，正气充足则邪不可侵。恶性肿瘤的病机要素关乎正邪两方面。近代医家结合现代医学也提出了许多理论。如周仲瑛[①]的"癌毒"理论认为，癌毒是导致癌症发生发展的关键，癌毒既可直接外客，亦可因脏腑功能失调而内生，癌毒阻滞，诱生痰浊、瘀血、湿浊、热毒等多种病理因素，并耗气伤阴。针对病机的认识，治疗肿瘤应以"抗癌解毒"为基本大法，初、中、晚三期均应贯穿攻邪消癌法的运用，初期配合化痰软坚、逐瘀散结，中期伍用调理脏腑功能之品，晚期正虚邪盛时，则以培益为主，兼顾抗癌解毒、化痰软坚、散瘀消肿。续海卿[②]的"癌毒"理论认为癌症是痰浊湿食气血与寒邪相合，郁积化毒内留，正不胜邪，邪盛正虚。因此治疗癌证要注意攻补兼施。把攻补两大治法与癌症过程中的初、中、晚 3 期有机结合起来，可遵循"屡攻屡补，以平为期"的治疗原则。杨爱莲等[③]认为痰邪在癌症发病过程中无时不在，易于与其他病邪胶结而成积块，所以治痰必须贯穿于癌症辨证论治的始终。痰浊与瘀血一样，具有两重性，它不仅是病理产物，又是新的致病因素，可以加剧病情进展，特别是瘀血交搏时，危害性更大。因此，在癌症的治疗上，治痰就显得尤为重要。她同时还给出了调和气血、调补脾肾、疏肝散积、解毒等治痰之法。

4. 中医药治疗恶性肿瘤的方法有哪些？

历代医家在恶性肿瘤的治疗方面做了很大的探索和尝试，正是因为他们的辛勤努力，使我们受益匪浅。治疗上则应三因

①陈四清.周仲瑛教授从癌毒辨治肿瘤经验[J].新中医,2004,36(2):729.

②续海卿.中医药以毒治癌的思路探讨[J].安徽中医临床杂志,2000,12(2):134-135.

③杨爱莲,黄萍.论痰与癌的关系[J].湖南中医药导报,2003,9(2):10211.

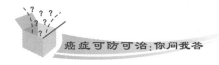

制宜,急则治标,缓则治本,整体观念,辨证论治,随症加减。

(1)治疗原则。辨证为本,辨证与辨病相结合。辨证是论治之本,在治疗中必须以辨证为纲,无论病情简单或者复杂、诊断是否已经明确、治疗单一还是多样,从中医的角度来讲,都是在整体观念的指导下,以辨证论治为基础,并结合现代辨病用药的思路。同时,根据肿瘤的不同性质、肿块大小、转移程度等确立不同的治疗方案。

(2)手术放化疗后的中医药治疗。现今中国治疗肿瘤的固定模式以西医手术治疗、化疗、放疗、靶向治疗或新近的免疫治疗为主,以中医中药治疗为辅。这种采用中西医结合的综合治疗方法,不仅能够取长补短,而且能够提高疗效。而事实上,许多患者也是在接受手术治疗、放疗和化疗后才来寻求中医治疗,此时病因、病机都已发生了较大变化,常表现为以正虚为主,或者正虚邪恋,或以放化疗后的毒副作用为主,故其治疗原则应改为以扶正固本为主。

因手术引起失血、脏腑亏损,致术后出现口干、乏力、疼痛、食欲下降、失眠等症状,患者常出现气血亏虚、脾胃失调、气阴两虚或气机瘀滞等病证。中医临床常用的治疗原则是理气行滞、调理脾胃、气血双补、益气养阴等,这些对于机体的恢复十分重要。

放疗、化疗仍然是目前现代医学治疗肿瘤的主要方法,但其明显的毒副作用,严重影响了临床疗效,在一定程度上降低了其应用价值。中医药在减轻放疗、化疗毒副反应方面具有明显的优势。癌症患者在放疗、化疗后常常出现各种不同程度的毒副反应,主要表现在胃肠道反应、骨髓抑制、机体衰弱等方面。故治疗以扶正培本为主,兼以养阴生津,清热解毒,补益气血,健脾和胃,滋补肝肾及活血化瘀等。

（3）恢复期的中医治疗。肿瘤消失或肿瘤生长速度得到控制后，应以扶正为主，攻补兼施。扶正不助邪，祛邪不伤正，尤适用于气阴两虚、毒邪未净的肿瘤患者，如以生晒参、党参、黄芪等益气健脾，以女贞子、枸杞、麦冬、霍山石斛等益肾养阴，以猪苓、茯苓、薏苡仁等利水渗湿抗肿瘤，以七叶一枝花、白花蛇舌草等清热解毒祛邪毒。

5. 中医的"忌口"有哪些？

癌症患者对是否需要"忌口"存在很多疑惑。因为在民间有些约定俗成的习惯，有"发物"和"忌口"的说法，有些中医师也会有这样的建议。但对忌口一直没有统一的标准和说法，也没有确切的文献提供有科学依据来说明哪些是"发物"？那么癌症患者到底要不要忌口呢？

（1）什么是发物？相传，明太祖朱元璋当了皇帝以后，开始残害开国有功之臣，元帅徐达患了"发背"（中医指一种发在背部的毒疮），最忌吃鹅肉，因为鹅为发物，易动火发疮。朱元璋别有用心地赐徐达蒸鹅一只，徐达只能吃下去。不久，徐达"发背"扩散而亡。但这也只是个传说，无证可考。

发物从字面上讲，发包含发作、诱发、复发的意思，物一般多为海鲜、腥气之物，具有发热、动风、引发痼疾等特点。按照民间的经验和传说，鸡肉、鸡蛋、羊肉、猪头肉、鹅等是民间公认的"发物"。广义的发物也可以理解为在正常摄入或患病服药时，因进食后诱发某种病症或加重病情的食物。狭义的发物，类似于现代医学所指食物过敏，主要是指那些正常食用无毒，但却能诱发某些人出现过敏反应（如出现皮肤荨麻疹、过敏性紫癜等）的食物。如果从这个意义上讲，我们的日常食物都有可能成为发物，但又会受个体差异、四时六气、饮食搭配等因素的影响。因此，从这个角度来说，发物不是绝对的，而是相对的。

既然有"海腥发物"一说，那么海鲜是不是发物？在现代医学中，海鲜蛋白质含量高，含人体必需的氨基酸、矿物质、电解质和多种维生素的食物，有的食品还具有提高人体免疫力的功效。只要不过敏或不出现异常反应，都可以放心地吃。

经常听患者说，绝对不能吃鸡也不能吃鸡蛋，只能吃鸭肉和鸭蛋，因为吃鸡或鸡蛋容易长肿瘤，但是从医学观点上说癌症患者"忌鸡"的说法还是缺乏科学依据的。鸡含有丰富的蛋白质等营养成分，鸡和鸭在营养上没有本质的不同。但鸡性偏温，有阴虚内热、湿热聚结时，以不吃或少吃为好；鸭性偏凉，可根据患者的体质辨证选择。

（2）癌症的饮食原则。癌症属于慢性消耗性疾病，加上手术治疗、化疗、放疗的影响，肿瘤患者营养不良很常见。因此，如何增加营养、合理膳食，对患者的康复十分重要。有的患者担心吃得太好会促进癌细胞生长，因为癌细胞会"野蛮"地摄取能量，而要促进癌细胞的凋亡就需要限制营养的摄入，但其实这是没有科学根据的。良好的营养可增强患者的免疫功能，有更好的生活质量和更长的生存时间。只要是对正常人无害的食物，癌症患者都能吃。所以，癌症饮食原则应该是不偏食、不过食，适可而止，注意平衡，主副食、荤素搭配合理，多吃新鲜蔬菜、水果。

其实关于忌口，中医和西医有共同之处。例如，不吃霉变的食物，不喝酒，不抽烟，不过量食用熏制和烧烤食品。肿瘤患者在服用某些中药时也应忌食某些食物，如服食滋补中药人参以后，忌服萝卜。甜的、油腻的食物易助湿生痰，舌苔很厚、脾虚湿盛的患者要忌口。有的食物质硬而坚，不易消化，凡消化不良的患者应忌口。

中医讲究辨证施治，对于肿瘤患者不能一概而论，要因人、因地、因时而异,要辨病、辨证而定。对肿瘤患者的"忌口",主张不宜太严,食谱也不宜太窄。在临床工作中,并没有遇到因"忌口"不严而致复发或恶化的肯定病例。有些早期患者手术根治效果较好,即使没有饮食上的"忌口"也没有出现复发或转移。这说明,将复发和转移完全归罪于"忌口"不严是没有科学根据的。

(3)癌症患者的食疗。对于不同病种,食谱应有所侧重。由于癌症的发病部位不同,诱发原因各异,所以对于不同的癌症病种,食谱也各有侧重。如消化系统肿瘤患者宜少量多餐,饮食宜清淡,多吃肉、蛋、奶等富含蛋白质的食物,适当增加体重,增强体质。如食管癌术后患者容易并发手术瘢痕狭窄,在进食质地较硬的花生或肉块时,若出现卡住或吞咽困难,则需要急诊到医院就诊取出食物,术后必须特别注意少量多餐,进食容易消化的食物,细嚼慢咽。胃肠道肿瘤患者易出现出血、梗阻的情况,宜进食少渣、流质饮食,多观察进食后的反应。大肠癌的高危因素通常被认为与吃得太精细、过食肥甘厚味有关,所以应该少吃脂肪或胆固醇含量高的肥肉、鸡蛋黄、动物内脏等食物,多吃玉米、小米、荞麦面等五谷杂粮及芹菜、青菜、白菜、水果等纤维素含量多的食物,控制体重,不能太过于肥胖。乳腺癌患者通常营养状态比较好,可以像健康人一样吃东西,营养全面均衡就可以。但蜂蜜、蜂胶、紫河车等含有一定的雌激素成分,可能加重乳腺癌病情,乳腺癌患者不建议服用此类保健品或药品。

手术后患者应该多吃高蛋白食物,如瘦肉、鱼肉、鸡蛋、牛奶、豆浆、豆腐、豆制品等,有利于伤口的生长恢复。但不推荐过早开始吃甲鱼或鸽子,不利于消化功能恢复。

化疗患者饮食宜清淡、易消化、富含营养,可少吃多餐。同时,化疗患者多伴有骨髓抑制、血象低,应该多吃红枣、花生、枸

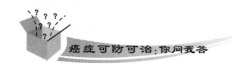

杞子、菠菜、动物肝脏,或用黄芪、当归炖脊骨、排骨、棒骨汤等,有利于提升白细胞、血色素水平。化疗刚结束时,有些患者会有3～5天恶心欲吐的时间,不建议在此阶段就吃甲鱼或泥鳅等不易消化的高蛋白食物。

放疗患者由于热毒损伤,应该多吃清热养阴解毒之品,减轻放疗反应。如口腔癌、鼻咽癌、食管癌等患者在放疗期间会出现咽痛干燥伴吞咽困难或疼痛等症状,此时应该多吃新鲜蔬菜汁或新鲜果汁(如梨、苹果、西瓜等),以菊花、金银花等泡水代茶饮,有利于缓解咽痛干燥的症状。进食后,建议用温盐水漱口减少口腔感染的可能。

(4)癌症患者能否吃补品?很多患者或家属会关注这个问题,因为肿瘤患者在一系列的治疗(如手术治疗、化疗、放疗、靶向治疗)后身体虚弱,是否有简单易行的进补的方法呢?铁皮枫斗、冬虫夏草、灵芝孢子粉在市场上有很多,总的进补原则:阴虚的人适合吃铁皮枫斗或西洋参,虚寒体质的人可以吃冬虫夏草(因为冬虫夏草性味甘、温)。灵芝清热苦寒,容易拉肚子的人最好不吃。

八、个体化综合治疗

1. 什么是癌症治疗的规范化?

由于全球范围内癌症研究推陈出新较快,所以为了提高癌症治疗的整体水平,基于循证医学的核心思想,许多国家制定了癌症诊治规范。1991年,我国也制定和出版了《中国常见恶性肿瘤诊治规范》,并于1999年修订,已在全国推广,也取得了良好的效果。

2. 什么叫癌症的综合治疗?

目前,对恶性肿瘤的治疗手段大致可分为外科治疗、放射治疗、化学药物治疗、射频及热能治疗、内分泌治疗、中医中药及生物治疗等几种。在循证医学原则的指导下,如何根据患者的机体情况、肿瘤的病理类型、侵犯范围(病期)和发展趋势,有计划地、合理地组合现有的治疗手段,以期较大幅度地提高肿瘤治愈率、提高患者的生活质量、延长生存时间,即为肿瘤综合治疗。以食管癌为例,中晚期食管癌患者常有胸内淋巴结转移,可先行一定剂量的放疗,使肿瘤缩小,区域淋巴结转移得到控制后再做手术,这样可提高肿瘤切除率。术后根据病理检查结果,再决定术后辅助化疗措施。

3. 综合治疗是否指各种方法一起应用?

不能简单地这么认为。俗话说"是药三分毒",几乎每一种癌症治疗手段取得一定治疗效果都要有相应的疗程持续时间,同时难免伴有或多或少的毒副作用。如果只是简单的方法叠加,很有可能毒性累积,导致患者对其中任何一种方法都无法坚持完成疗程,无法获得良好的治疗效果。只有当临床试验确证某两种方法联合能产生 $1+1>2$ 的效果时,才可进行联合治疗。而恶性肿瘤综合治疗必须是在循证医学原则指导下的个体化治疗,必要时可举行多学科综合治疗团队(Multidisciplinary teams,MDT)讨论会,探讨、协商、制订治疗方案。在时间上,它必须是一项长时程、多种方法序贯的治疗方案规划;在宽度上,必须是对患者的营养状况、心理状况、治疗方法、治疗的毒副作用及其他系统性合并症的综合管理;在深度上,还必须时刻了解目前国际、国内正在进行的临床试验,及时更新和调整最适于患者的治疗策略。

4. 什么是癌症的高热疗法?

癌症的高热疗法是指使肿瘤表面和肿瘤邻近正常组织的温度升高,或乃至全身温度升高,将升高的温度控制在 42.5~43.5℃,

持续 60～120 分钟,达到既破坏肿瘤细胞又不损伤正常组织的目的(正常组织细胞的温度安全界限为 45℃±1℃)。但高热疗法因技术操作较复杂,患者全身反应较大,具有一定的危险性而很少采用。当前主要采用局部高温疗法,所用的热源有红外线、热水浴、热浴、超声波及高频电磁波等。

5.什么是癌症的内分泌疗法?

有些癌症(如乳腺癌、前列腺癌等)的发生发展与体内的内分泌(激素)情况有较密切关系,被称为内分泌依赖性肿瘤。如果采取适当方法,使体内的激素水平改变,可能使癌症暂时停止生长、缩小甚至消退,这种疗法被称为内分泌疗法。它可分为以下两大类。①用手术或放疗方法使体内某个内分泌器官失去功能(如卵巢切除或放射,睾丸切除,肾上腺切除,垂体切除或放射),从而改变体内内分泌的情况。②给患者以某种药物来改变激素水平。由于手术和放射治疗并发症较多,所以目前除卵巢切除或放射(称为卵巢去势)和睾丸切除(称为睾丸去势)尚有应用外,其他(如垂体、肾上腺切除)已极少采用。内分泌最常用的药物治疗有:用雄激素、雌激素、黄体酮、三苯氧胺等治疗乳腺癌;用雌激素治疗前列腺癌等。

6.怎样用放射性核素治疗肿瘤?

用放射性核素治疗肿瘤的机制是核素或其化合物选择性地进入肿瘤内,同时该肿瘤对放射线具有一定的敏感性,以取得治疗肿瘤的效果。放射性核素治疗方法大致有以下两种。

(1)外照射:常用敷贴法。该法使核素发出的放射线直接对准肿瘤而产生治疗作用,适用于体表病灶(如皮肤癌、血管瘤等)。

(2)内照射:指将核素投入体内后聚集在瘤体内进行辐射治疗的方法。它可分为以下几种。①口服或静脉注射:常用于甲状腺癌的远处转移灶,也可用于某些血液病、广泛性恶性淋巴瘤和各种癌的骨转移疼痛的治疗。②瘤内注射:把药物(如胶体金198)直接注入瘤内,并配合外照射治疗。③腔内注射:常用于治疗癌性胸、腹水。④浸渍在手术缝线内:以治疗局部少量残留肿瘤。⑤作为单克隆抗体的"弹头":来治疗肿瘤。

7. 放射性核素能缓解骨转移癌的疼痛吗?

肺癌、前列腺癌、乳腺癌等较易发生骨转移。骨转移癌可导致剧烈骨痛。由于骨转移往往是多发的,所以化疗效果大多不佳。应用止痛药物虽可收效一时,但时间长了会产生耐药性和成瘾性。现采用放射性核素来治疗,可以使病灶缩小甚至消失,提高了患者的生存质量,延长了患者的生存时间。用放射性核素治疗骨转移是指将亲肿瘤性核素(如锶89或钐153)的螯合物投入体内,聚焦于骨转移病灶处而产生治疗效果。此法较简便、安全,在门诊即可接受治疗。

8. 什么叫光动力学疗法?

光动力学疗法,简称 PDT,是于 20 世纪 70 年代末问世,而在近几年来迅速发展起来的一种针对(血管)增生性病变组织的选择性治疗新技术。光动力作用是指人体组织在光敏剂参与下,在特定波长的光作用下,使机体内含有光敏剂的组织发生变化,甚至变性、坏死。由于这种作用必须有氧的参加,所以又被称为光敏化氧化作用,在医学上则被称为光动力学作用。用光动力学作用治疗的方法被称为光动力学疗法。光动力学疗法能穿透表层下 5~8cm,对该范围内的病变进行治疗。

9. 哪些癌症患者适宜冷冻疗法?

冷冻疗法能通过快速深低温的方法破坏肿瘤细胞,激发机体自身免疫能力,具有无痛、无血、安全又能阻止肿瘤细胞扩散

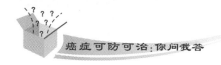

的特点。原则上讲，凡冷冻探头能达到的肿瘤部位都适宜治疗，如各种皮肤癌、肝癌、肺癌、低位直肠癌、乳腺癌、脑肿瘤、前列腺癌、骨肿瘤等。常用的冷冻疗法有接触法、刺入法、灌注法、喷洒法及喷灌法等。

10. 得了癌症应该先找哪个科的医生？

一般来讲，当患者发病时，若存在明显的躯体症状，则根据具体不适部位至相应科室就诊，比如有消化道出血、疼痛的到消化科或普外科，有肝区隐痛、胆囊炎、胆结石病史的到肝胆外科或普外科、消化科，有咳嗽、咯血、胸闷、胸痛的到呼吸科或胸外科。如果患者是在体检时发现血清肿瘤标志物升高，而肿瘤原发部位不明，则可至肿瘤内科就诊，有计划地根据检验检查结果，逐步排查确诊，并进一步拟订后续治疗方案。

11. 谁来为癌症患者制订治疗方案？

各肿瘤专科主治医师及以上职称的医生，应遵循不同肿瘤的治疗指南，在经过与患者及患者家属充分沟通的基础上，告知治疗所需的费用、治疗相关的获益、可能存在的风险及患者需知的其他内容，综合多方面社会经济学因素，然后制订出适合该患者的个体化治疗方案。当患者病情复杂、合并症多以及涉及多个科室治疗技术合作时，可举行多学科综合治疗团队（MDT）讨论会，探讨、协商、制订更加合理的治疗方案。

九、癌痛治疗

1. 世界卫生组织癌症止痛三级阶梯方案是什么？治疗原则是什么？

三级阶梯方案，即根据疼痛程度和性质将疼痛的治疗分为三个阶段，三个治疗强度依次增强，每个阶段有作为对照的标准止痛药物。

第一阶段：轻度疼痛，给予非阿片类（非甾体类抗炎药）加减辅助止痛药，如阿司匹林或同类药。

第二阶段：中度疼痛，给予弱阿片类加减非甾体类抗炎药和辅助止痛药，如可卡因或同类药。

第三阶段：重度疼痛，给予阿片类加减非甾体类抗炎药和辅助止痛药，如吗啡或同类药。

治疗原则：①尽可能用口服药；②按时给药；③根据三级阶梯用药方法，按阶梯顺序使用更强的止痛剂；④用药应个体化，注重实际效果。

2. 怎样减轻晚期癌症患者的疼痛？

对晚期癌症患者的疼痛，应根据产生疼痛的原因、程度采取适当措施，最大限度地减轻疼痛，提高患者的生活质量。目前，可以选用的方法有下列几种。

（1）外科手术：手术解除梗阻，对激素依赖性肿瘤可切除产生激素的脏器。

（2）放射治疗：可在一定程度上缓解对放射线敏感的浸润或压迫神经的肿瘤和骨肿瘤所造成的疼痛。

（3）化疗：对于有化疗指征的癌性疼痛患者，应用抗癌药物既能缓解疼痛，又对肿瘤有一定的控制作用。

（4）非麻醉性镇痛药：如阿司匹林、吲哚美辛、布桂嗪等。

（5）辅助性镇痛药：包括镇痛催眠药、抗抑郁药，如氯丙嗪、安定等。

（6）麻醉镇痛药：如哌替啶、吗啡、阿片碱等。

（7）神经阻滞疗法：包括暂时性阻滞和永久性阻滞两种。

（8）中医中药和针灸缓解疼痛。

(9)适当的运动疗法和疼痛心理护理。

3. 癌症患者都会有疼痛吗？

不是所有的癌症都会诱发躯体产生疼痛。

4. 为什么会有癌性疼痛？

良性肿瘤引起机体疼痛的概率较低,主要是由于局部压迫和阻塞引起相应症状,如:消化道良性肿瘤可引起肠套叠、肠梗阻,表现为腹痛;颅内的良性肿瘤(如脑膜瘤、星形细胞胶质瘤)可压迫脑组织,阻塞脑室系统而引起颅内压升高,导致人体出现头痛症状。

由于恶性肿瘤生长较快,浸润破坏所在器官的结构和功能,并可发生转移,故疼痛较为常见。恶性肿瘤引起疼痛的原因有很多,一般认为有以下几个方面。

(1)实质性器官内肿瘤生长迅速,造成器官包膜紧张牵拉。

(2)肿瘤压迫/浸润神经根或神经干,或肿瘤直接发生于神经干(如神经鞘瘤)。

(3)肿瘤引起空腔脏器(消化道、泌尿道等)梗阻。

(4)消化道肿瘤破裂引起出血及穿孔。

(5)肿瘤本身破溃感染并引起周围组织坏死。

(6)肿瘤浸润血管,致使动脉闭塞、静脉瘀血、局部缺氧而引起疼痛。

(7)肿瘤浸润至淋巴组织产生炎症并释放出多种化学致痛物质。

(8)发生骨骼转移而引起病理性骨折。

(9)手术留下的瘢痕收缩或牵拉可引起疼痛;放疗、化疗导致的副作用也可引起疼痛。

(10)病情恶化、营养不良等引起的一系列病理生理的改变和复杂的心理活动,可使疼痛加剧。

5.服用止痛药物后出现便秘应该怎么办?

便秘是服用阿片类止痛药物最常见且不可耐受的不良反应。因此,患者一旦开始服用阿片类止痛药,就需同时使用预防便秘的缓泻剂。患者可多饮水,多食含纤维素的食物,适当活动,适量应用番泻叶、麻仁丸等缓泻剂。如果患者连续3日未排便,就应主动就诊并接受相应治疗。

(1)评估便秘的原因及程度。

(2)可考虑增加刺激性泻药的用药剂量;对重度便秘,可选择容积性泻药;必要时进行灌肠。

(3)必要时调整阿片类药物剂量及剂型;合用其他止痛药物,降低阿片类药物剂量。

十、姑息治疗及临终关怀

1.癌症患者为什么在治疗后要定期随诊?

癌症之所以人人谈之色变,就在于其具有易复发、易转移的特点,而且可以在治疗后多年出现复发。因此,癌症患者经过初步治疗恢复出院后,必须定期到医院随诊。一般来说,在出院后2年内,每3个月随诊一次;第2～5年,每半年一次;5年后,每年一次,至少随诊5～10年。如果有明显症状或其他异常情况出现,则更需随时到医院检查。

此外,有的癌症患者在住院治疗告一段落后出院,但并非治疗结束,需要在门诊继续治疗,当然更需要遵照医嘱定期就诊。还有,癌症治疗后还可能出现一些副作用,有的可以在治疗后较长时间才发生,如放射性肺纤维化、化疗后的骨髓抑制等,需要通过随诊检查及时发现和治疗。

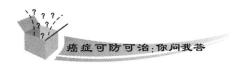

2.晚期癌症患者的家庭护理应注意哪些问题?

(1)生活护理:给患者提供生活上的照料,如居室环境的卫生、饮食、衣物,并满足患者的各种合理需求。

(2)心理护理:亲朋好友常在身边给予心理安慰、支持,防范心理应激及抑郁、焦虑等不良情绪状态,避免自杀、自残等冲动行为,营造一个祥和温暖的家庭氛围。

(3)医药方面的护理:照顾患者的家属,即使不是医务人员也应当学习必要的医疗护理知识,如口服药的用法和给药时间,注射、输液部位的护理等。掌握常见症状的对症处理办法,如止咳、止痛、安眠,帮助患者翻身、拍背及鼓励咳嗽排痰等。在对患者施行各种医疗措施的过程中,尽量与专业人员保持沟通与交流。对网络流传的若干"新疗法""保健品",一定要采取谨慎态度,咨询相关专业人士,听取多种意见,不要盲目滥用。

3.气管切开术后,带套管出院者需要注意哪些问题?

气管切开术后,有些患者需要长期使用气管套管(如全喉切除术后),我们应从下列几个方面进行护理。

(1)拔出套管和放入法:气管套管一般仅取内套管消毒。在取出套管时,动作宜轻柔、速度要快,左手按住外套管,右手旋转开关后取出,以防将气管套管全部拔出;在消毒后再放入时,同样左手按住外套管,右手持消毒后的内套管顺势插入,立即关紧开关。注意保持套管外纱布干燥,套管系带松紧应适当,宜打死结,以免脱管。一旦发生套管脱落,应立即将气管切口处撑开,迅速重插套管。

(2)清洗内管及喉套管消毒法:清洗的次数视呼吸道分泌物的多少而定,一般每天1～4次。对于内套管,取出后先用清水将里外彻底洗干净,然后煮沸5分钟取出。对于喉套管,用过氧化氢溶液浸泡 15 分钟即可。

另外,在气管套管口处用清洁湿纱布覆盖,以吸入湿润空气。半年至一年需更换全部套管一次,按期到医院复查。

4. 如何给胃造瘘患者及空肠造瘘患者喂食?

胃造瘘及空肠造瘘均用于因各种原因不能经口进食者,以便从造瘘管内灌注食物,补充营养。在病情稳定、肠蠕动恢复后,即可给予造瘘饮食。造瘘饮食常用商品化的肠内营养液或匀浆的普通饮食或流质,常用的有牛奶、豆浆、浓米汤、稀藕粉、杏仁茶、巧克力、肉汤、鸡汤、肝汤、鱼汤及菜汤等,简单易行,均可在家中进行。

第一天,先用 5％葡萄糖液 500 毫升自造瘘管内注入(可用一个 50 毫升针筒),如用后患者无小肠反应(腹痛、腹胀、腹泻),则第二天可推注造瘘饮食。推注必须以匀速慢推:开始时,推注速度在 50 毫升/小时左右,如患者无不适,则可渐增至 100 毫升/小时,并提高浓度。一般每天推注量约为 2 升,具体根据患者体重及活动计算,并把总量分为三餐给予。

营养液温度不宜过高或过低,否则易刺激患者肠道;食物应新鲜、清洁;针筒必须每日煮沸消毒一次。

5. 癌症患者的病情一定要对患者本人保密吗?

随着社会文化程度的普遍提高、医学知识的科普及网络信息的普及,医务人员或亲友已较难向患者保守他(她)已患癌症的秘密。问题是什么时候告知,告知到什么深度为适宜,使患者在心理上有一个逐渐接受的过程,并充满信心、积极调动主观因素去战胜癌症。

通常,我们把患者在知晓自己患病之后的心理过程总结为四个阶段:否认期、愤怒期、抑郁期和接受期。患者在一开始得

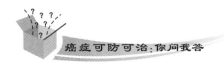

知自己患癌之后,往往是怀疑医生的诊断,怀着侥幸心理四处求医;当这种否定无法再继续自欺欺人后,产生的心理反应是愤怒和嫉妒,"为什么是我?为什么不是你?",因而易与家人、医务人员起冲突;其后由于必须面对死亡临近,而自己热爱的家庭、生活、工作都将失去的失落感时,往往会导致患者情绪抑郁,不配合治疗,产生轻生念头;如果患者能够正视死亡是生命终结的必然过程,坦然面对,并积极配合治疗,平静地完成自己尚未完成的心愿时,那么说明患者已进入接受期。

对于平素性格开朗、易于沟通的人,可能只需简单的沟通就能很快地克服前面几个患癌心理过程而直接进入接受期,从而积极配合治疗,取得较好的治疗效果,继续实现自己生命的价值;但对于性格内向、偏执、既往有心理障碍的患者,在沟通癌症病情时就特别需要注意方式、方法和沟通技巧。

比如在向患者本人告知病情时,建议在患者心情较平静的时候,在家庭主要成员或对患者各方面影响较大的友人在场的情况下,向患者陈述他(她)已患癌症的事实,同时把接下来如何对他(她)继续治疗的方案告知患者本人。如果是癌症的亚临床期或早期,彻底治愈的可能性是相对较大的。对发现时已属中晚期的癌症患者,如果治疗护理等各种积极因素能得到充分的调动,则亦可能在较长的时间内有很好的生活质量。在谈及癌症已发展到什么阶段时,采用一定的保护性言词对多数患者是很有利的,尽量少地知道不愉快的事有可能使患者康复得更快。信心和希望是癌症患者战胜癌症的主要法宝之一。

6. 癌症患者会有哪些不良心理反应,又该如何消除?

癌症患者在得知自己患癌症后,多数会出现紧张、恐惧、焦虑,严重者坐卧不宁、寝食难安。有些患者对突然的打击感到委屈、容易生气，有时会伴有异常心理，不理解癌症为什么偏偏降临到自己身上。如果联想到环境中一些不尽如人意的事，甚至会产生愤怒和怨恨。在治疗过程中，患者可能产生痛苦、失望、消沉或孤独感。晚期癌症患者由于机体衰弱、全身不适而表现冷漠、焦躁，随后出现的不良心理就更复杂了。对癌症患者的不良心理，在给予充分谅解的基础上应尽可能使其情绪向乐观开朗转变，这在疾病的各个阶段都是很重要的。使癌症患者正确面对现实，有利于患者保持良好的生活质量，也有利于治疗。

除有针对性地应用调节阴阳寒热的中药或抗焦虑不安的西药等进行必要的治疗外，帮助患者树立战胜癌症的信心也很重要。在治疗之余，让患者参与适宜的文娱活动，如看书、下棋、听音乐、看电视或参加平时喜爱的业余爱好活动，有利于患者转移注意力，使其处于较宽松泰然的气氛中。与亲友、医务人员或病友谈心也是一种较好的调整心理的方法。为患者提供周到的服务、可口的饮食，家属表现出的对患者战胜癌症的乐观心情等均有利于癌症患者摆脱不良的束缚，为其康复创造良好的条件。

7. 癌症患者的家属要注意些什么？

癌症患者的家属不仅是患者的生活照顾者，而且还发挥着"医生助理"的作用。患者对于家属的表情、态度以及行为举止都非常敏感。因此，对家属的第一个要求便是在患者身患癌症的事实面前镇定自若，不表现恐惧、悲伤、顾虑等，努力给患者创造并提供良好的养病环境及精神支持。家属要尽量说服患者积极配合医生进行治疗。在患者产生痛苦、疑虑、畏惧、担忧、愤怒等不良心理反应时，作为家属要积极引导，耐心听取，并能谅解和劝慰，以解决或缓和患者的心理问题，帮助患者树立战胜癌症的信心。患者在接受放疗或化疗期间可能出现食欲减退、恶心

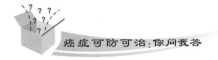

等消化道反应,有的甚至出现消化道黏膜溃疡、疼痛而吞咽困难,家属应尽量做些患者喜欢吃的、容易吞咽且富于营养的食品,增强患者体质,使患者能顺利完成疗程。有些患者对家属的精心照顾可能不但没有好评,甚至还会发脾气,向家属发泄怒火。对患者所做过分出格的事,劝阻时要讲究方法。此外,家属应劝阻患者避免接触过多的人,尤其要少去公共场所,以免在体质虚弱时再感染上各种感染性疾病。

8.什么是临终关怀?

人固有一死,这是不可抗拒的自然规律。对于一位濒临死亡的晚期癌症患者,如何给予最后的关怀,即减轻或弥合疾病造成的巨大的肉体和精神上的痛苦,使患者安详临终是人道主义和现代文明发展的现实问题。临终关怀除了要减轻患者病痛和不适外,所涉及的内容是多方面的,包括:帮助患者摆脱恐惧、焦虑、抑郁、失望的状态,淡化不必要的世事恩怨,回顾一生中美好的时刻,满足最后要求,实现遗愿等。临终关怀为临终患者及家属提供较全面的医疗照顾和社会服务,在全球范围内受到了重视和发展。临终关怀事业在我国亦得到国家卫生部的支持。继1988年天津医学院成立我国大陆第一家临终关怀研究中心之后,北京、上海、西安等地也相继设立了临终关怀医院。为癌症临终患者创造安详氛围是医务工作者及社会的责任。

9.癌症患者应如何处理好婚姻和生育?

癌症患者能否结婚是许多患者或其亲属十分关心的一个实际问题。癌症的治疗往往不同于其他疾病,它的治疗过程比较长,常常不但需要手术治疗,还需要放疗或药物治疗。因此,患者无论男女,一旦确认患了癌症之后,首先应集中精力治病、养病,配合医生完成治疗计划。如果患者在患病之前所处的伴侣对于这份感情不离不弃,一起步入婚姻的殿堂,那么将会对患者的治疗产生相当大的心理支持作用。但是如果对方考虑各种社会经济因素,提出分手或离婚,患者也应最大程度地理解和支持对方作为独立社会人的选择,并调整自身心态,勇敢面对生活中的挫折和挑战。婚姻是人生中的一件大事,患者要对自身负责,也应对对方负责。如果患者是在患病之后再交往的男女朋友,在婚前最好能坦诚地让对方了解自己的病史,这样对婚后家庭生活的美满和谐是有好处的,也有益于患者今后的进一步全面康复。

一般来说,女性癌症患者若经治疗并未影响生育能力,则生育仍是可能的事。但从医学上考虑,有些专家认为还是不生育为好。这是因为在妊娠期间,体内的消耗较大,并会发生内分泌变化和免疫功能的改变,容易促使癌症复发。即使是已达到临床治愈的患者,也会有一部分人在怀孕后发生癌症复发和转移。而对于在怀孕期间发现患了癌症或在癌症治疗期间怀孕的患者,更应考虑及时终止妊娠,因为除上述因素外,癌症患者经放疗或化疗后,也易导致胎儿畸形或流产。

同样,癌症患者也不宜哺乳。哺乳会更增加患者的体力消耗,使体质进一步降低,对于机体控制癌症是不利的,特别是乳癌患者,因为哺乳会促使脑下垂体分泌催乳激素,而催乳激素水平的提高会加速肿瘤细胞的生长,对病情极为不利。总之,癌症患者还是以不怀孕、不生育、不哺乳为好,但也应充分理解患者个人意愿和实际操作难度,对于要求生育者,应给予最大程度的帮助和支持。

10. 对癌症患者应该怎样加强营养?

对癌症患者,加强营养必须注意以下几点。

（1）身体所需的营养要素，如蛋白质、氨基酸、脂肪、淀粉、维生素、微量元素、纤维素等，应主要依靠正常均衡的饮食摄取。以下举例供参考：每天1～2个鸡蛋，1～2种新鲜水果，1～2杯牛奶或类似饮品，每餐2～3种新鲜蔬菜。主餐：一餐以肉类为主，如2～3两猪肉；另一餐以鱼类为主，如3～4两鱼肉。患者可少食多餐，每日增加1～2次点心，每日主食（米、面类）5两以上。在烹调上，应根据个人喜爱调动食欲。不一定要追求高价食品。如果不注重以上基本营养，把重点转向进补或过多服用营养液等显然是不适宜的。

（2）在癌症的治疗期，患者一般食欲不佳，必须用药物来减轻呕吐等症状，所摄入的食物应在注意营养的同时以满足患者主观意愿为好。在治疗的间歇或康复期，患者的实际吸收能力增加，可给予更丰富的饮食。

（3）含有较多名贵中药的营养品是否适用于患者个体，宜先请中医辨证或征求主管医师的意见。

（4）某些针对某种癌症高发区病因干预研制的元素类"营养品"，对该元素不缺乏区的患者价值不大，不宜盲目应用。

（5）采用传统的方式进补宜以平缓为主，身体的康复是逐步的，进补过急不一定有利。

（6）营养食物或补品宜随季节不断调整，并宜结合娱乐、身体锻炼等其他措施综合养身，不宜将身体的康复过多地"押宝"于补品。

（7）必须切实注意网络上所谓的"新型补品"的实际价值，对于不同出发点的营养品宣传要加强自身保护意识，最好不用违反广告法且有夸大效用的补品。

11. 癌症患者的膳食应注意些什么？

对癌症患者而言，增进食欲和营养是极为重要的。它可以促进患者的心理健康,对抗癌症引起的恶病质症状,并且有利于药物代谢的正常化。至今认为,癌症患者的膳食应注意以下几点。

(1)饮食不过于单调,营养成分应平衡,尤其不能偏食。营养素不宜过少,但也不能过多。每天摄入食物的总热量不应低于一般正常人的标准(9888千焦/日或2400卡路里/日)。对于蛋白质的需要量要比正常人高,一般每日摄入量最好在每千克体重1.5克以上。脂肪摄入一般每日50~60克即可,不宜过多。在碳水化合物方面,不妨粗细粮结合,使食物丰富多样。

(2)注意食物的感官性状,在色香味上多下功夫,设法增进患者的食欲。

(3)在放疗或化疗期间,患者尤应注意提高热量,增加蛋白质和富含维生素的食物;在用药间歇期,患者应抓紧时间加强补充营养。

12. 癌症患者外出旅游有何好处,应注意些什么?

对于一个已完成治疗,处于康复过程中的癌症患者,外出旅游当然是适宜的,亦有一定好处。患者可在旅游中饱览祖国的秀丽河山和改革开放后的繁荣景象,了解几千年文明古国的文物古迹,以陶冶情操,从中吸取新的力量,激励自己自强不息,树立人生新的信心和勇气,彻底战胜病魔。不过在外出旅游时,患者应注意以下几个问题。①在外出旅游时,患者应根据自己的身体情况,量力而行,做到"三不宜",即路线不宜过长、时间不宜过久、日程不宜过紧。②旅游前要对自己的健康状况有一个全面的正确了解,应随身携带好足量的药物,实施相应措施,并多注意个人卫生,特别是饮食卫生。③因已度过了与癌症斗争的关键时刻,玩得尽兴,能使自己摆脱疾病对精神的影响。

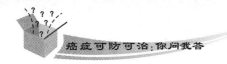
13. 癌症会自行消退吗？

在国内外长期的医疗实践中,确实有过少量晚期癌症自行消退的病例报道。在极个别特殊的情况下,机体对癌症产生了极强的控制力,癌症出乎意外地稳定、缩小甚至自行消退。多数学者认为,机体免疫能力的增强与癌症自行消退有关。目前,大量科学研究致力于调整患者的自身免疫状况,来实现对癌症的控制和治愈。但是,癌症自行消退现象仍是极为罕见的。每位患者一旦被确诊为癌症,即应立即就诊,开始积极治疗。

14. 什么是癌症康复俱乐部？

癌症患者经治疗后,无论肉体上和精神上均经受了很大的创伤,除了需要继续做巩固治疗外,更需要在精神、心理方面得到康复。为了使有共同经历和感受的病友能互相鼓励,互相帮助,互相交流康复的经验,一些地区组织了癌症康复俱乐部。癌症康复俱乐部常常请专家指导癌症患者康复,并可互相交流心得,清除恐惧心理,也得到了社会各界支持及帮助,非常有利于癌症患者的康复。

第二篇　各　论

第六章　头颈部恶性肿瘤

1. 常见的脑瘤有哪些,都是恶性的吗?

最常见的脑瘤为胶质瘤,约占 45.0%,高级别胶质瘤为恶性肿瘤;其次为脑膜瘤(约 16.0%)、垂体腺瘤(约 9.6%)、神经纤维瘤(约 9.4%)、先天性肿瘤(约 7.0%)、转移瘤(约 6.7%)及血管肿瘤(约 3.0%)等。就其病理性质而言,脑瘤并非全为恶性,如垂体瘤、脑膜瘤、听神经瘤及某些先天性病变等均属良性。但由于脑瘤所在的部位特殊,良性病变压迫正常脑组织所造成的危险也常很大,因此,某些肿瘤虽为良性,却因位于深部或重要功能区而造成严重并发症,并产生"恶性"的后果。

原发于颅内的肿瘤,即使是恶性的,一般也不转移到颅外,但肿瘤细胞可以经脑脊液转移到脊髓。

2. 转移到脑内的常见肿瘤有哪些?

脑转移瘤是指身体其他部位的恶性肿瘤转移至脑内所形成的肿瘤。

在所有脑转移瘤中,以肺癌脑转移和乳腺癌脑转移最为多见,其他肿瘤(如消化道癌、绒毛膜上皮癌等)转移至脑者也较常见。西方人群中,以黑色素瘤脑转移最为常见。

3. 生了脑瘤有哪些主要症状?

脑瘤的症状大致分为两类:颅内压增高症状与定位症状。

(1)颅内压增高症状:有三大主要症状。①头痛:早期呈间歇性痛,晚期可呈持续性,是由于颅内有痛觉组织(如脑膜、血管、神经等)受牵张及压迫所引起,是脑瘤最常见的症状。②恶心、呕吐:常发生于清晨,头痛剧烈时呕吐亦加重,有时呈喷射性。③视神经盘水肿:造成视物模糊。

（2）定位症状:由于脑各个部位所管辖的功能不同,不同部位肿瘤所压迫、破坏的脑组织不同,所以将出现不同的定位症状,如癫痫、失明、瘫痪、内分泌紊乱、精神障碍及共济失调等症状,医生可以通过这些症状大致推断肿瘤在脑内的位置。

4. 头痛就是生脑瘤吗?

头痛是因为颅内或颅外有痛觉的组织受到刺激所引起的。这种刺激包括多种原因,如炎症、血肿、血管搏动、肿瘤及神经损伤等,所以头痛不一定就是生脑瘤。生脑瘤可有头痛,早期头痛可以是间歇性的,或者没有头痛,后期由于肿瘤组织的直接侵犯和颅内压力增高,大多数脑瘤患者可有头痛。一个人如出现不明原因头痛,应引起重视,及时就医,并查明病因。

5. CT 和磁共振成像(MRI)对脑瘤的诊断作用有多大?

磁共振成像(MRI)对脑瘤的显示比 CT 更清楚,因此 MRI 是诊断脑瘤的首选。CT 对发现肿瘤内钙化、出血更为直接,对脑瘤诊断有一定的价值。

6. 哪些脑瘤术后需要放疗?

由于脑部的解剖特点,所以脑瘤手术切除不可能像肠癌、胃癌、肺癌根治术那么彻底。恶性脑瘤手术切除后通常需放射治疗。对未能完全切除的良性肿瘤(比如脑膜瘤),也考虑术后放疗。

7. 什么是"猫眼"?

"猫眼"是视网膜母细胞瘤患儿所特有的体征,瞳孔内有黄色白光反射,犹如猫的眼睛,故俗称"猫眼"。患儿往往因有此特征被家长发现而到医院就诊。视网膜母细胞瘤,虽然被称为瘤,但其实是一种恶性肿瘤。患儿绝大多数年龄在 3 岁以下,罕见 7 岁以上者。多数患儿由于有"猫眼"而就诊,少数可因眼压增高、眼睛红痛、斜视、视力减退、前房积血或眼球突出而就诊。早期治疗以放疗为主,可以保留视力。中、晚期患儿宜行眼球摘除术或眶内容摘除术。化疗可以作为辅助治疗,以提高疗效。

8. 中耳癌与中耳炎有什么关系?

急、慢性中耳炎是耳部较常见的炎症性疾病。急性中耳炎如不及时治愈可变成慢性中耳炎,经常有分泌物流出,俗称耳漏。慢性中耳炎由于长期的炎症刺激,经数年或数十年后,少数可发生癌变,形成中耳癌。在中耳癌患者中,约 85% 有慢性化脓性中耳炎病史。如中耳炎患者突然出现血性分泌物,伴有耳痛或面神经麻痹,则应高度怀疑为中耳癌。无中耳炎病史,但近期内出现血性分泌物,检查时有鼓膜穿孔及肉芽组织者,亦应考虑为本病。对慢性化脓性中耳炎的及时根治是防止中耳癌发生的有效措施。

9. 鼻腔恶性肉芽肿就是癌症吗?

以往常有鼻腔恶性肉芽肿的诊断。鼻腔恶性肉芽肿的临床特征是初起时为肉芽样组织坏死,继而形成溃疡,发展迅速,在短期可使鼻中隔穿孔或穿通鼻底而与口腔相通。多数患者有周期性发热,但血液白细胞计数正常或偏低,故非细菌性感染所致。病情进展后可广泛破坏鼻甲、软骨和骨质,并向鼻外侵犯和全身扩散。因此,从疾病的过程来看,这是一种恶性肿瘤,但在病理组织学上所见是非特殊性炎症坏死,故命名为恶性肉芽肿。本病男性多于女性,各年龄均可发病,但以中青年患者多见。

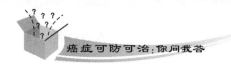

现在病理诊断的手段和技术已有长足的进步，鼻腔恶性肉芽肿能得到更精确的诊断，多为恶性淋巴瘤。

10. 扁桃体肿痛会是癌吗?

扁桃体肿痛最常见的原因是急、慢性扁桃体炎，但也有一些扁桃体癌被误诊为炎症。扁桃体炎常见于青少年，多有反复发作史，且为双侧性。扁桃体癌则多见于成年人，病史短，多为单侧性，以恶性淋巴瘤和鳞状细胞癌为多见。

11. 声音嘶哑会是喉癌吗?

喉癌可致声音嘶哑，但声音嘶哑不一定是喉癌造成的。喉癌的声音嘶哑是渐进性的，最后可完全失音。其他症状有吞咽困难、疼痛、咳嗽、痰中带血、气急等，多见于常年吸烟的年长者。

12. 喉癌该怎样治疗呢?

喉癌的治疗方法主要是放疗或手术治疗，或两者综合应用，可根据病期和患者的全身情况而确定。原则上，Ⅰ、Ⅱ期的声门上区和声门癌放疗或手术均可取得类似的良好疗效，但放疗可更好地保留正常的语言功能，故常以放疗为首选。对肿瘤侵犯范围较广及有淋巴结转移的Ⅲ、Ⅳ期病变，宜采用放化疗和手术治疗结合的综合治疗方法。

13. 残根、残冠与口腔癌有关系吗?

不要小看牙齿的残根、残冠，尖锐边缘的残根、残冠是诱发口腔癌的罪魁祸首。口腔是运动器官，说话、吞咽等功能运动都需要口腔器官参与。在口腔运动时，残根、残冠的尖锐边缘会刺激、摩擦口腔黏膜（尤其在颊、舌等部位），产生机械性损伤，引起口腔黏膜溃疡。若不及时检查治疗，长期刺激可能导致口腔癌的发生。

14.口腔癌前病变有哪些？

口腔颌面部常见的可能发展为癌的病变有口腔黏膜红斑、口腔黏膜白斑、颊舌黏膜扁平苔癣、慢性溃疡、乳头状瘤、皲裂及瘢痕等。口腔黏膜白斑是公认的癌前病变，癌变率为 $16\%\sim32\%$。

另外，在口腔黏膜白斑癌变患者中，有吸烟史者约占 83%，有酗酒史者约占 13%，有机械性刺激者约占 3%。因此，口腔黏膜白斑宜早期预防，及时治疗。

15.长期吸烟易患口腔癌吗？

在唇癌、颊癌、舌癌、腭癌患者中，不少患者有长期大量吸烟史。大量统计资料已证实，长期吸烟者易患口腔癌，吸烟与口腔癌的发生密切相关。

由于长期吸烟，口腔黏膜（尤其是唇、颊、舌、腭等部位）持续受到烟雾的刺激，烟雾中致癌物刺激口腔黏膜角化亢进，可以诱发白斑。有统计资料表明，经常吸烟者中有 22% 的人存在口腔黏膜烟斑，烟斑的大小和形态与吸烟量、吸烟年限、吸烟方式有关，吸旱烟者口腔黏膜烟斑的发生率明显高于吸香烟者，有咀嚼烟草习惯者的发生率最高。

16.为什么发现口腔黏膜红斑要引起重视？

口腔黏膜红斑在临床上较少见。统计资料表明，口腔黏膜红斑占口腔病理切片档案中的 0.09%。

口腔黏膜红斑好发于颊黏膜、口底、舌边缘，通常表现为扁平或轻度高于黏膜的红色斑块，柔软光滑或呈颗粒状，界限清楚，有轻度压痛或无疼痛症状。由于口腔黏膜红斑略高于口腔黏膜，故临床上又称为增殖性红斑。

口腔黏膜红斑虽少见，但其危害性甚大，有 $80\%\sim90\%$ 的口腔黏膜红斑活组织检查显示为浸润性癌、原位癌或重度上皮结

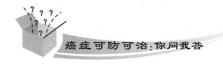

构不良,所以若发现口腔黏膜红斑,则应早期诊断、尽早治疗。

17. 为什么说与面部皮肤粘连的小肿块大多是皮脂腺囊肿?

皮脂腺囊肿可见于全身各处皮肤,但以面部较为多见。因为面部皮肤富含皮脂腺,皮脂腺囊状上皮可因皮脂腺分泌内容物的潴留膨胀而形成潴留性皮脂腺囊肿。囊肿位于皮肤内,囊肿向皮肤表面突出,囊壁与皮肤紧密粘连,并且在囊肿的中央可见到一个小的色素点,这是皮脂腺囊肿的特点。皮脂腺囊肿也有可能发生恶变,成为皮脂腺癌。

18. 为什么面部交界痣容易恶变?

面部色素痣可分为皮内痣、交界痣及混合痣三种。其中,交界痣可发生恶变。面部色素交界痣的痣细胞在表皮和真皮交界处,呈多个巢团状,每一巢团细胞一半在表皮底层内,一半在真皮浅层内。面部容易受到机械或创伤性刺激,当黑痣发生边缘隆起、破溃、增大、变硬、瘙痒、出血、色泽逐渐变浅伴疼痛等症状时,应考虑为面部色素交界痣恶变,需及时整块切除黑痣及其周围部分正常组织,并做病理切片检查。

19. 口腔颌面部血管瘤有哪几种,该怎样治疗?

口腔颌面部血管瘤约占全身血管瘤的 60%,多见于颜面皮肤、皮下组织及口腔黏膜组织,较少见发生于深部或颌骨内的血管瘤。

口腔颌面部血管瘤根据其组织结构及临床表现可分为以下几种。①毛细血管瘤:是由大量扩张的毛细血管构成的,呈鲜红色或紫红色,与皮肤表面相平或高出皮肤,周围境界清晰,范围小的仅为斑点状,大者可波及整个面部,有时似小杨梅样,被称为杨梅样血管瘤。②海绵状血管瘤:是由静脉管迂曲衬有内皮细胞的许多血窦组成的,穿刺瘤腔有血液抽出。③蔓状血管瘤:

是由扩张的动脉与静脉相连而成的,具有明显搏动感,也被称为动静脉瘘。

口腔颌面部血管瘤为先天性良性肿瘤或血管畸形,应根据血管瘤的类型及患者的年龄采用不同的治疗方法。对于面部毛细血管瘤,可采用放射性同位素 P-32 敷贴的方法,也可用激光、低温冷冻治疗,小面积的毛细血管瘤也可用手术切除。对接近皮肤或黏膜的海绵状血管瘤,可采用激光或低温治疗,也可用5％血管硬化剂注射或手术切除。对于蔓状血管瘤,则主要采用手术治疗。

20. 为什么舌溃疡长期不愈就要考虑舌癌的可能?

舌癌好发于舌前 1/3 部位,以舌边缘部为多见。舌癌的一个重要发病原因是舌边缘受到长期机械性刺激引起舌边缘慢性溃疡,这种慢性溃疡常是由尖锐的牙尖、牙齿残根、残冠、不良修复体引起的。因此,应及时处理口腔内尖锐边缘的异位牙齿或残根、残冠及不良修复体,消除病因,并予以严密观察。若口腔溃疡时间在两周以上仍不愈,溃疡周围发生隆起等变化,就应考虑舌癌的可能,宜及时做病理切片,予以确诊,同时积极消除致癌因素,预防或早期诊断舌癌。

21. 为什么原因不明的牙齿松动可能为上颌窦癌?

上颌窦癌的一个临床特点是牙齿松动。对于无明显原因所致的牙齿松动,应考虑上颌窦癌的可能。这是由于上颌窦前下方的癌肿在上颌窦内生长发展侵及上颌牙槽骨组织,使上颌牙槽骨破坏,牙齿失去骨组织的支持,导致牙齿松动。CT、MRI 可帮助发现病灶。对病灶部位肿瘤组织做病理切片即能做出正确诊断。

22. 上颌窦癌如何治疗?

上颌窦癌是临床上较常见的肿瘤之一。由于上颌骨存在骨腔、骨孔等特殊结构，癌肿易沿骨孔、骨腔及骨髓向周围组织扩散，所以目前较常采用放化疗和手术治疗相结合的综合治疗方法。

23. 面部基底细胞癌治疗效果如何？

基底细胞癌好发于面部皮肤，其恶性程度较鳞状细胞癌低，临床表现为肿瘤细胞生长缓慢，患者长期无自觉症状。初期，面部皮肤出现灰黑色或灰黄色斑，伴有毛细血管扩张。以后，病变中央区发生糜烂，表现结痂或出血。痂皮剥脱后形成溃疡，溃疡表面高低不平，边缘隆起外翻，向周围皮肤浅表性扩展，原来的部位可自行愈合，使溃疡部位呈腐蚀性鼠咬状，并侵及深部组织及骨组织。基底细胞癌一般不发生区域淋巴结转移，故手术切除原发灶的疗效佳。放疗在根治基底细胞癌的同时，对颜面部的破坏也比手术小，因此更常采用放疗。

24. 腮腺肿瘤有哪几种，有哪些临床表现？

腮腺肿瘤分为良性与恶性两大类。腮腺混合瘤是常见的良性肿瘤，约占腮腺良性肿瘤的 85％。早期腮腺混合瘤因其不侵犯神经，不引起面瘫症状，所以一般无自觉症状，到肿瘤已相当大时才被发现。瘤体大多呈结节状肿块，高低不平，有包膜，周围边界清楚，与皮肤及深层组织不粘连，活动度大。腮腺混合瘤生长缓慢，可存在数年至数十年。如发生显著增大伴疼痛、面瘫，则应考虑腮腺混合瘤恶变的可能。

腮腺恶性肿瘤可分为黏液表皮样癌、腺泡细胞癌、腺样囊性癌、腺癌、鳞状细胞癌、未分化癌及恶性混合瘤等。其共同的特点是肿瘤基底较广，与周围组织界限不清，呈浸润性生长，有时与皮肤粘连，后期并发皮肤破溃出血，伴神经侵犯的面瘫症状，且肿瘤生长迅速，增大明显，伴区域性淋巴结转移。

腮腺病变种类繁多,除腮腺良性肿瘤、恶性肿瘤外,尚有急慢性炎症可与肿瘤相混淆,应仔细询问患者病史,可从病程的长短加以初步区别。腮腺混合瘤属腮腺良性肿瘤,生长缓慢,常无自觉症状,常在发病后多年才偶然发现。而原发性腮腺恶性肿瘤,尤其恶性程度高的肿瘤,病程较短,一般数月后即可达相当大的程度,伴疼痛、溃破、面瘫等。腮腺急性炎症则是在数天内即发生局部肿胀,有炎症的热、红、痛、肿及功能障碍的特点。因此,用天、月、年的病程可初步鉴别腮腺区的急性炎症、恶性肿瘤及良性肿瘤。

25. 鼻咽癌能早期发现吗?

在鼻咽癌高发区的人们,或有鼻咽癌家族史者,可定期检查血清中 EB 病毒的抗体,对 EB 病毒抗体水平高的须追踪检查,可望早期发现鼻咽癌。若出现下列早期症状,应引起足够重视:①晨起鼻涕中带血;②单侧耳闷、耳鸣及听力下降(应及时到耳鼻喉科诊治);③上颈部出现无痛性肿块(这是鼻咽癌淋巴结转移的常见表现);④出现不明原因的单侧持续性头痛(要考虑鼻咽癌向颅底侵犯的可能)。

26. 患了鼻咽癌该如何治疗?

放疗是治疗鼻咽癌的最有效手段。对早期鼻咽癌(肿瘤局限于鼻咽腔,无远处转移),单纯放疗就可以根治。对较晚期的鼻的咽癌,标准治疗以放疗为主,结合化疗。同步放化疗的疗效是肯定的。初治的鼻咽癌,慎用手术治疗。

27. 鼻咽癌放疗后一段时间内为什么不能拔牙?

因鼻咽癌患者放疗后会发生下颌骨内血管狭窄、闭锁,使下颌骨处于缺血状态,抗感染和修复创伤的能力均大大降低,此时拔牙常可导致下颌骨骨髓炎和骨坏死。因此,拔牙最好在放疗结束 3～5 年以后进行。

28. 有些鼻咽癌患者颈部没有肿块,为什么也要对颈部做放疗?

鼻咽癌非常容易出现颈部淋巴结转移,颈部没有摸到肿大的淋巴结不代表没有颈部淋巴结转移,颈深部淋巴结转移不易发现,常需行颈部磁共振检查来明确。即使检查未发现颈部淋巴结转移,也要给予颈部预防照射,以预防或消灭潜在病灶。

29. 鼻咽癌根治后会复发吗,可以进行第二次放疗吗?

鼻咽癌根治后可能复发,复发患者仍可以再次接受放疗,但有以下情况者不宜再进行放疗:①同一靶区(包括鼻咽及颈部靶区)放疗后,复发时距上次放疗未满半年;②放疗后出现放射性脑病或放射性脊髓病;③对鼻咽部靶区总疗程超过 3 个,颈部靶区疗程超过 2 个的复发患者再行放疗时要慎重。

30. 如何才能确诊鼻咽癌复发?

应根据患者临床症状、临床检查(鼻咽镜、颅神经检查)、MRI 来判断,病理活检结果来确认鼻咽癌是否复发。颈部复发是指颈淋巴结转移经放疗后消退,过 3 个月后又有肿块出现,或者在原来没有肿块的区域出现肿块。

31. 在鼻咽癌放疗结束后,为什么会出现头颈部水肿?

在鼻咽癌放疗结束后,会出现颈部及颌面部水肿,这与射线损伤微小静脉、淋巴管,而引起管道闭塞、头颈部淋巴回流受阻有关。这种水肿一般数月后会消退,除非出现皮肤发红、局部发热和疼痛,一般不需进行特殊处理。

32. 锁骨上淋巴结肿大一定是癌转移了吗?

锁骨上淋巴结肿大不一定与其他部位的淋巴结肿大一样,

锁骨上淋巴结肿大的原因有很多种,可以是一般炎症或特异性炎症(如结核),当然也可能是癌症,包括原发性恶性淋巴瘤和转移性癌。由于锁骨上区(特别是左侧)是全身淋巴液汇流入大静脉之处,身体各部位的肿瘤细胞都可能转移到锁骨上淋巴结,所以医生和患者都应重视该区域淋巴结有无肿大。

肿大的淋巴结是否为癌症？一般来讲,慢性淋巴结炎的淋巴结体积较小、质软、界清、形扁;结核性淋巴结炎的淋巴结可能较大、质硬或有波动、界不清、融合;而癌症,特别是转移性癌,淋巴结质地硬是其最重要的特征,另外体积大小不一,呈球块状,界可清或融合,粘连,通常是无痛性的。要确诊为癌症必须有活检病理证实。活检时,最好能切除一个完整的淋巴结,这不仅有利于病理诊断,而且可防止癌症局部扩散。

33.什么是原发灶不明的颈部淋巴结转移癌？

若颈部淋巴结经病理检查证实有转移癌,但经各种检查未能找到原发病灶的,被称为原发灶不明的颈部淋巴结转移癌。这主要是由于原发病灶很小且部位隐蔽而一时未能找到,经过一段时间后,原发病灶发展,出现症状,大多可以找到,但也有少数始终未能找到原发癌。有些虽然病理诊断为转移癌,但实际上可能是原发癌。对于原发灶不明的颈部淋巴结转移癌,不能消极地等待原发灶明确后才开始治疗,应在密切观察下,根据转移癌的部位、病理类型、病变范围而尽早采取积极的治疗措施。

34.甲状腺会长哪些肿瘤,治疗效果如何？

甲状腺是较易发生肿瘤的器官之一。其中,良性的腺瘤约占90%,甲状腺癌约占10%,肉瘤和转移性肿瘤均极少见。此外,甲状腺还可因食物中缺乏碘而肿大,称为甲状腺肿,其在缺碘地区十分多见,应与肿瘤相区别。甲状腺肿瘤不论良性或恶性都需要手术治疗。单纯性甲状腺肿主要用碘剂治疗；结节性甲状腺肿可用碘剂及甲状腺素治疗。如果甲状腺肿很大，有压迫气管等症状，则也要手术治疗。

甲状腺癌可分为乳头状腺癌、滤泡状腺癌、髓样癌和未分化癌等。其中，前两种常见，特别是乳头状腺癌，生长缓慢，多见于年轻女性，易发生颈部淋巴结转移，很少发生远处转移。即使已发生淋巴结转移，经手术治疗（甲状腺腺叶切除＋颈部淋巴结清扫）后，治愈率也很高，10 年生存率可达 90％左右；如手术时尚无转移，则治疗后 10 年生存率可达 95％以上。因此，甲状腺癌是治愈率最高的癌症之一。甲状腺未分化癌占甲状腺癌的 1％～2％，多见于中老年人，病情发展较快，诊断时往往已是较晚期，治疗效果较差。

35. 甲状腺癌手术都需要做颈部淋巴结清扫吗？

甲状腺癌手术时，如果发现已有一侧或双侧颈部淋巴结转移，则应在彻底切除原发灶的同时做一侧或双侧颈部淋巴结清扫。多数专家认为，如果术中没有发现转移，肿瘤细胞未侵出肿瘤包膜，一般不需要做颈部淋巴结清扫；如果肿瘤细胞已侵出肿瘤包膜，则应做颈部淋巴结清扫。从肿瘤的病理类型来看，乳头状腺癌和髓样癌淋巴转移率高，应多考虑做清扫；滤泡状腺癌淋巴结转移率相对较低，如无转移，一般可不做颈部淋巴结清扫；未分化癌因原发灶多不能彻底切除，因此需做颈部淋巴结清扫的机会不多。

36. 甲状腺全切除会产生什么后果？

甲状腺是产生甲状腺素的重要内分泌器官。甲状腺素能促进机体各种细胞代谢，增强许多器官的生理活动，是维持身体正常发育、生理活动不可缺少的激素之一。当因患甲状腺癌而不得不做甲状腺全切除后,甲状腺素将停止分泌,少年、儿童会停止生长发育,成为呆小人(克汀病);成年人则会发生无力、水肿(黏液水肿)等。因此,甲状腺全切除后,必须充分补充甲状腺素,方能维持正常生理功能。

37. 甲状腺肿瘤手术会导致声音嘶哑吗?

在计划行甲状腺切除手术前,医生往往会向患者或其家属说明该手术可能导致术后声音嘶哑。这是因为支配声带活动的喉返神经紧靠在甲状腺的后方,手术时稍有不慎,会损伤此神经而导致声音嘶哑。如果甲状腺癌已侵犯喉返神经,则为了彻底切除肿瘤还要切断喉返神经。

第七章 肺 癌

1. 纵隔内可发生哪些肿瘤？

纵隔位于两侧胸腔之间，内有心脏、大血管、气管、主支气管、食管及胸腺等器官，还有淋巴、神经、纤维、脂肪以及可能存在的胚胎残留组织等。根据肿瘤组织的起源，可将纵隔肿瘤分为胸腺上皮性、胚胎源性、淋巴源性、神经源性以及囊肿性肿瘤等五种类型。根据肿瘤发生的部位，大致可推测所患为哪种肿瘤：前上纵隔部以甲状腺、胸腺肿瘤的可能性大；前纵隔下部则以畸胎类肿瘤或囊肿的可能性较大；后纵隔部以神经源性肿瘤多见。通常来说，纵隔肿瘤不包括心脏、大血管和食管的肿瘤。

2. 当出现哪些症状时应警惕可能患有肺癌？

肺癌最常见的症状有咳嗽、咯血和胸痛。约2/3肺癌患者的症状是咳嗽。对于慢性咳嗽的人群，如果咳嗽性质改变或频率增加，则应警惕罹患肺癌患者的可能。约1/2肺癌患者可在痰中带血丝或小血块，只有少数患者咯血量较多。肺癌患者的胸痛一般不太剧烈，可表现为间歇性胸内疼痛。肺尖部癌由于癌肿压迫臂丛神经可致上肢出现剧烈疼痛。另外，发热也是肺癌的症状之一，常由于支气管部分受阻、分泌物引流不畅而出现炎症反应。

3. 肺癌患者会出现哪些肺外表现？

肺癌患者在身体其他部位出现的症状和体征，临床上称之为肺外表现。肺癌的肺外表现多种多样，例如：骨关节的异常——杵状指（趾）、增生性骨关节病；内分泌异常综合征——男性乳房发育、库欣综合征、高钙血症等。肺部病灶经外科切除后，这些肺外表现往往随之减轻或消失。

4. 什么是上腔静脉阻塞综合征？

上腔静脉阻塞综合征是指肿瘤外压、炎症性牵拉或血栓形成而造成上腔静脉阻塞时，躯干上部、颈部、头面部的回心血流受阻，可出现水肿、静脉曲张、局部皮肤呈紫色，严重时可出现呼吸困难、咳嗽、端坐呼吸、肺水肿和脑缺氧等症状。肺癌或纵隔肿瘤也可压迫上腔静脉，引起上述症状。

5. 肺癌的诊断方法有哪些？

肺癌的诊断方法有很多，目前常用的主要有 3 种。①影像学检查：例如，胸部 X 片、CT 和磁共振。目前，薄层 CT 平扫对于肺癌的早期发现和诊断有很大帮助。②痰中找肿瘤细胞：这是最简便有效的诊断方法。一般连续找 3 次，约 70％可以确诊，个别病例需连续查痰多次才能找到肿瘤细胞。肿瘤部位、留痰的方法以及查痰的技术对痰检阳性率有直接影响。③纤维支气管镜检查：既有助于诊断，也为手术种类选择和范围提供依据，通过纤维支气管镜活检可提高诊断成功率。此外，对于某些诊断困难的病例，经皮肺穿刺活检、胸腔镜和纵隔镜检查均可作为补充手段。

6. 为什么痰液中可以找到肿瘤细胞？

若肺癌原发于支气管，也可称为原发性支气管肺癌。当肺癌在支气管壁内生长时，肿瘤细胞可随支气管分泌物（痰）排出，因此，在这种类型的肺癌早期有可能在痰液中找到肿瘤细胞。

7. 为什么若在痰中找不到肿瘤细胞，则不能完全排除肺癌？

60％～80％的中央型肺癌病例在痰液中能找到肿瘤细胞，

但痰液的细胞学阳性率与痰液留取方法及检查技术有密切关系。在痰中找到肿瘤细胞的机会与痰液检查的次数有关,检查次数越多,阳性率越高。外周型肺癌患者的痰液中相对不易找到肿瘤细胞。因此,若在痰中找不到肿瘤细胞,并不能完全排除肺癌。

8. 治疗肺癌的方法主要有哪些?

目前,临床主张对肺癌采取多学科的综合治疗方法。手术切除是治疗肺癌的有效手段,其他治疗方法包括化学治疗、放射治疗、靶向治疗、中医治疗和免疫治疗等。应根据病理类型、病期、患者全身情况(包括年龄、心肺功能等)等来制订个体化治疗方案。原则上,对于早中期的非小细胞癌患者,应以积极争取手术切除癌灶为主,同时辅以放化疗;对于不宜手术者,可采用以放疗和化疗为主的治疗策略。目前,小细胞肺癌一般主张化疗。生物靶向治疗的应用越来越广泛,已被证实对于某些特定的基因突变病例具有良好的治疗效果。细胞免疫治疗和中医中药治疗可作为某些晚期肺癌患者的主要治疗方法。

9. 肺癌患者在什么情况下应考虑手术治疗?

对于以下几种情况的肺癌患者,应考虑手术治疗:早期肺癌无手术禁忌者;进展期肺癌对放化疗反应良好者;肺癌已侵犯邻近器官,但侵犯范围局限(如胸壁、肋骨、心区膈肌或部分大血管),或出现远处器官转移但为孤立性病灶者。

10. 在出现或存在什么情况时,不宜手术切除肺癌?

在出现或存在以下情况时,对肺癌患者不宜手术:①已有远处转移,如肝、肾、脑、骨转移;②有明显纵隔淋巴结转移,或已有上腔静脉梗阻综合征以及支气管隆突侵犯;③出现声带麻痹、膈神经麻痹;④心肺功能较差或合并其他严重疾病,无法耐受手术。

11. 什么是肺癌的放疗,对哪些肺癌患者可采用放疗?

放疗是肺癌局部治疗的一种手段。对肺癌患者采用单纯放疗的效果常不满意,故目前把它作为综合治疗的一部分,与手术、化疗配合可取得较好效果。肺癌的放疗可以分为以下三类。①术前放疗:如对肺上沟瘤和较大的中央型肺鳞癌,手术前给予中等剂量的放射治疗,可以提高切除率和患者生存率;②术后放疗:主要应用于支气管切缘有癌肿浸润,肺门或纵隔淋巴结有转移时;③姑息性放疗:用于不能耐受手术或手术不能完全切除的肺癌,或为缓解肺癌症状(如咯血、疼痛、骨转移)、改善全身情况而用放疗。此外,有研究表明,小细胞肺癌化疗时如配合脑部预防性放疗,可降低颅内转移的发生率。

12. 肺癌切除术后,为什么还要采取放疗?

进展期肺癌术后复发比较常见。对于淋巴结转移的肺癌患者,在术后给予局部放疗可以降低局部复发的概率。由于肺癌术后常常发生脑转移,因此有专家主张肺癌术后可在给予全身化疗时对脑部做预防性照射,以提高患者的长期生存率。

13. 对哪些肺癌可采用化疗?

术前化疗适用于小细胞肺癌患者。对进展期非小细胞肺癌患者进行术前化疗,可提高手术治疗的成功率。对小细胞肺癌患者以及Ⅱ、Ⅲ期的非小细胞肺癌患者可采取化疗。

14. 肺部出现肿块是否一定是肺癌?

在肺部肿瘤中,良性病变约占 10%,所以当在肺部发现肿块或影像学检查时见到肺部阴影并不能据此诊断为肺癌。常见的肺部良性肿块包括错构瘤、肺炎性假瘤、纤维瘤、脂肪瘤、血管瘤及平滑肌瘤等。肺部良性肿瘤患者大多无明显自觉症状,无体征,往往通过 X 线或胸部 CT 检查发现。这类肿瘤多数表现为

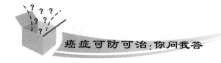
直径比较小、边缘锐利、密度均匀的圆形或类圆形阴影,确诊需借助于病理检查。其治疗的基本原则是手术切除,因为这类肿瘤很难与恶性肿瘤截然区分,手术切除效果好且多数可获得根治,因此一旦在肺部发现肿块,无论为何种性质都应尽快手术治疗。

第八章　乳腺癌

1. 乳腺可发生哪些肿瘤和瘤样病变？

乳腺，主要指女性乳腺，即女性乳房中产生和输送乳汁的腺体组织。它包括乳腺小叶、乳腺导管及其周围的纤维结缔组织。这些组织在外界因素的刺激、自身调控紊乱的影响下，可发生各种各样的病变。这些病变大致可分为肿瘤和瘤样病变。肿瘤是指机体在各种致瘤因素作用下，局部组织细胞异常增生所形成的新生物。而瘤样病变是指临床表现及症状像肿瘤但实质并不是肿瘤的一类病变。乳腺病变中的肿瘤和瘤样病变大致有以下几种。

（1）肿瘤：①良性肿瘤，包括纤维腺瘤、导管内乳头状瘤等；②恶性肿瘤，包括癌、肉瘤、转移性肿瘤等。

（2）瘤样病变：包括乳腺小叶增生（又称腺病）、囊性增生病、导管扩张症、纤维硬化病等。

2. 什么是乳腺小叶增生？

乳腺小叶增生是最常见的乳腺良性病变。据调查，约 70%～80% 的女性有不同程度的乳腺小叶增生，多为 25～45 岁的女性。乳腺小叶增生的基本病理变化是孕激素分泌不足和雌激素相对或绝对过多，致使月经周期中乳腺组织的增生和复旧过程发生紊乱而罹病。其典型症状有乳房疼痛及乳房"肿块"，有时会伴有乳头溢液。乳房胀痛的特点是具有周期性，常发生或加重于月经前期，重者可扩散到肩、上肢及胸背部，行经后又可减轻。此乳房"肿块"为非真正肿块，常为多发性，可在一侧，也可

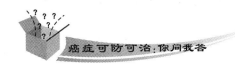

于双侧,多为境界不清的质韧的乳腺增厚区,"肿块"内常有细小结节,当出现乳头溢液时,多为清亮的双乳多孔溢液。此病具有一定的自限性,如不治疗,一般也可在数月或数年内自愈。但当疼痛影响到工作和休息时,可以考虑使用一些中成药来对症治疗,症状较重的可以使用一些内分泌药物(如三苯氧胺等)。

3.什么是乳腺囊性增生病,与小叶增生有何不同?

乳腺囊性增生病是一种以乳房周期性疼痛并有触痛性肿块存在为主要临床表现的乳腺良性疾病。该病的本质是生理增生与复旧不全导致的乳腺结构紊乱,因此其既不能被划为炎症,也不属于肿瘤,世界卫生组织(WHO)将其统称"良性乳腺结构不良"。乳腺囊性增生病患者的乳腺组织有以下病理学改变:①乳腺导管上皮出现增生表现;②乳腺有囊肿;③大汗腺样化生;④腺管型腺病。

本病的临床表现与小叶增生的不同之处在于:①可摸及乳腺内有大囊肿,或肿块内有数量较多的小囊肿(超声检查可以清楚查见);②乳头溢液较小叶增生多见;③肿块较小叶增生明显;④疼痛较小叶增生少见且轻微,约 20％为双侧性;⑤患者年龄较大。

在治疗乳腺囊性增生病时,临床上比较常用的治疗方法有单纯药物治疗、乳腺红外线治疗以及手术治疗等。虽然乳癖消、逍遥丸以及小金丹等药物具有疏肝理气、活血化瘀、调补冲任以及软坚散结等疗效,用药后可明显改善患者症状,但是无法改变乳腺增生后的病理变化,临床上需要排除乳房恶性疾病,必要时进行活检。

4.乳腺纤维腺瘤临床诊断的主要依据是什么?

乳腺纤维腺瘤是最常见的乳腺良性肿瘤,其发生与内分泌激素对局部乳腺组织的作用紊乱有关,故多发生于较年轻的女性(15～25 岁),较少发生于月经来潮前或绝经期后的女性。乳腺纤维腺瘤一般为乳腺良性肿瘤,发生恶变的可能性极小,且一般为单发,但是也有 15%～20% 的病例可能出现多发的情况。临床诊断的主要依据是:在年轻女性乳腺内发现质地坚韧、边界清楚、表面光滑、极易推动的肿块,月经周期对肿块大小并无影响,肿块往往无痛,肿块的增大速度比较缓慢。在确诊乳腺纤维腺瘤后,传统的治疗方法为临床观察和外科切除。另外,近年也兴起微创治疗的方法,如超声引导下的经皮介入真空辅助旋切术。乳腺纤维腺瘤在手术切除后一般不会复发,但在手术后可能出现同侧或对侧乳腺新发纤维腺瘤。

5. 乳腺癌的发病与哪些因素有关?

目前,关于乳腺癌的病因尚未完全阐明。但许多研究资料表明,乳腺癌的发生除种族因素外,还与下列因素有关。

(1)年龄因素:对一般人群而言,乳腺癌的发病率随年龄的增加而增加,70 岁女性发生乳腺癌的风险是 40 岁女性的 3 倍。50 岁女性在随后 10 年患乳腺癌的风险是 1/40,70 岁女性的风险为 1/25,而 90 岁女性的风险则升高至 1/8。

(2)遗传因素:有研究发现,一级亲属患乳腺癌的女性发生乳腺癌的风险较无家族史者高 1.8 倍。约 5%～10% 的乳腺癌是由某种遗传基因突变引起的,$BRCA1$ 及 $BRCA2$ 基因突变与乳腺癌的发生有紧密关系。

(3)乳腺疾病史:有资料表明,一些非增生性的乳腺良性疾病(如乳腺炎、乳腺导管扩张、乳腺囊肿及乳腺纤维腺瘤等)癌变的概率较小。但是若患有一些不典型增生性的乳腺疾病,会增加患乳腺癌的风险,尤其是伴有小叶或导管不典型增生者。

(4)孕产史及哺乳史:亦是乳腺癌相关因素。初产年龄早可降低患乳腺癌的风险;足月妊娠是发挥保护作用的必需条件;哺乳对乳腺癌的发生有一定的预防作用。

(5)月经史:月经初潮年龄早是乳腺癌发病的影响因素之一。初潮年龄在 12 岁以前者患乳腺癌的风险可较 13 岁以后者增加 1.4 倍以上。同时,绝经年龄延迟也会增加患乳腺癌的风险。

(6)绝经后补充雌激素:在更年期长期服用(大于 7 年)雌激素可能增加患乳腺癌的风险。

(7)不合理食物:尤其高脂肪饮食、饮酒可以增加患乳腺癌的风险。体重增加可能是绝经期后女性发生乳腺癌的重要危险因素。

(8)其他:病毒感染、放射线作用、精神因素(焦虑、紧张可能降低免疫功能)等均易提高患乳腺癌的风险。

6. 如何早期发现乳腺癌?

首先是自我检查。自我检查简便、易行、经济、有效,适用于各个年龄段的女性。自我检查贵在坚持,每月一次,要持之以恒,原则上选在月经后的第 5～7 天,绝经后的女性可每月固定一天做自我检查,最好每次能做出记录,方便以后比较和观察。具体方法是:面向上平卧,解开上衣,用平摊的手轻揉乳房,先按摸整个乳房,然后按次序按摸乳房的上内、上外、腋窝部及下内、下外,再按摸乳头周围是否有硬块,并像挤奶一样轻轻顺至乳头,看是否有血性液体流出。如有硬块或血性液体流出等异常情况,则应尽快请医师检查。

其次是到医院检查。除每个月自我检查外,最好每年都到医院进行检查。辅助检查:乳房摄影术是筛检早期乳腺癌的主要检查方式;乳腺超声检查通常用于经乳房摄影术发现腺体致密的患者;磁共振造影的乳腺癌检出率更高,但是不能替代乳房摄影术,它能用于对可疑病灶做进一步检查,或用于手术前检查有无多发病灶。

最后确诊有待于病理学检查。

7.佩戴胸罩会致乳腺癌吗?

乳腺癌的发病与种族、遗传、婚育、月经、哺乳、饮食习惯等因素有关。但最近美国有调查研究发现,每天佩戴胸罩时间超过 12 小时者,其乳腺癌的发病率高于佩戴胸罩时间在 12 小时以内者。

关于佩戴胸罩时间过长与乳腺癌关系的调查结果证实,长时间佩戴勒紧胸部的胸罩确实不利于乳房保健。其原因有两方面:一是没有佩戴合适的胸罩;二是佩戴时间过长。

专家建议:首先,女性要选择合适的胸罩;其次,如果因工作需要或在公共场合佩戴胸罩时间长的,尤其在 12 小时以上者,应选择面料透气、束缚力不强的胸罩;此外,每天下班回家后,或假日里不去公共场所时,可尽量解开胸罩,让乳房“有张有弛”。

但是,值得提醒的是,盲目裸胸也不可取。因惧怕乳腺疾病而抛弃胸罩难免有些“因噎废食”。胸罩的作用除了保护乳房免受外力擦伤和直接碰撞之外,还能支撑乳房不下垂。因此,盲目“裸胸”就等于放弃了胸罩塑形和保护乳房的作用。

因此,佩戴胸罩是必要的,关键是选择合适的胸罩,且佩戴时间合理。

8.乳头溢液会是乳腺癌吗?

有此可能,但多数不是乳腺癌。

乳头流出液状物被称为乳头溢液。乳头溢液是乳腺疾病的常见症状,可分为生理性溢液及病理性溢液。生理性溢液是指

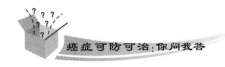
妊娠期和哺乳期的泌乳,口服避孕药或镇静药引起的双侧乳头溢液及绝经后女性单侧或双侧少量溢液等。病理性溢液是指在非生理情况下,与妊娠、哺乳无关的一侧或双侧来自一个或多个导管的自然溢液,间断或持续数月到数年者。乳头溢液主要是指病理性溢液。

从肉眼观察,乳头溢液分为6种,即血性液、浆液、乳样液、黏稠液、水样液和脓性液。其中,以血性液居多,约占50%以上,浆液次之,其他性质者较少。①血性液:呈棕褐色或暗红色,主要见于导管内乳头状瘤、囊性乳腺增生症、乳腺导管扩张症及乳腺癌,临床上常见。②浆液:呈浅黄色,疾病种类与血性液者相似。③乳样液:其色泽和性状似脱脂乳汁。此种溢液为在非产褥期双乳持续性的自发溢液,常合并闭经,见于垂体前叶功能亢进综合征患者,或口服避孕药物后因丘脑受抑制、泌乳素释放过多所致。④黏稠液:溢液呈黏稠状,多见于更年期或青年妇女性腺功能低下者。若乳腺伴有灼热、肿胀、瘙痒,则可能为乳腺导管扩张症。⑤水样液:溢液呈稀薄如水状,亦可见于导管内乳头状瘤、囊性乳腺增生症以及乳腺癌等疾病。⑥脓性液:溢液呈黄色黏稠样,见于急性乳腺炎、乳腺脓肿等。因此,如发现有乳头溢液,既不要惊慌,不要认为一定是生癌症了,也不要麻痹大意(认为绝不会是癌),应当去医院检查。一般乳管造影、超声、乳房X线等检查可明确病因,并指导患者及时接受治疗。

9. 乳腺癌该怎样治疗,效果如何?

乳腺癌是全身性疾病,治疗方式包括手术、化疗、放疗、内分泌治疗、靶向治疗及其他辅助治疗。乳腺癌的治疗应遵循个体化治疗的原则,即根据每个患者的疾病分期、肿瘤病理类型、肿瘤细胞分子分型和患者全身情况等而定。一般而论,在确诊乳腺癌后,应尽早行相关手术治疗,根据术后病理以及肿瘤分期制订下一步治疗方案。针对中期、局部晚期乳腺癌,目前可以先行新辅助化疗(或新辅助内分泌治疗),待肿瘤减小后再行手术治疗。而对于晚期乳腺癌,则以提高患者生存质量、尽量延长患者生命为主要治疗目的,多采用全身辅助治疗。另外,各期乳腺癌治疗过程中均可酌情加用中医中药、免疫治疗。

通过规范的治疗,乳腺癌是癌症中治疗效果相对较好的肿瘤。一般来说,乳腺癌预后与肿瘤分期以及分子分型相关:早期乳腺癌以及分子分型好的乳腺癌生存率高;晚期乳腺癌则相反,生存率低。经过规范的治疗,早期乳腺癌的 10 年生存率目前已经达到 80% 以上。因此,为取得好的疗效,应早期发现、早期诊断和早期治疗。

10. 乳腺癌的手术方式有哪些,各有何优缺点?

乳腺癌的手术主要由两部分构成,即乳房手术和腋窝淋巴结手术。腋窝淋巴结手术方式又可分为前哨淋巴结活检以及腋窝淋巴结清扫术。主要的手术方式如下。

(1)乳腺癌保乳手术:即手术保留患侧乳房的乳头、乳晕。

乳腺部位手术主要有两种。①乳房肿瘤切除术:需要切除乳腺肿瘤组织周围 1 厘米以上的乳腺组织或者病理证实墨汁染色的标本切缘为阴性。②乳腺象限切除术:切除肿瘤组织所在象限的全部乳腺组织、胸肌筋膜以及部分皮肤。

淋巴结处理有两种。①前哨淋巴结活检:术前在乳晕周围皮下或肿瘤周围注射示踪剂,一定时间后在相应侧腋下做一小切口,找到示踪剂标记的第 1 站淋巴结(也就是前哨淋巴结),切除并送术中快速病理检查。如检查结果为阴性,即前哨淋巴结没有肿瘤细胞,则不需要行腋窝淋巴结清扫术;如果检查结果为

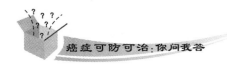
阳性,则需进一步行腋窝淋巴结清扫术。②腋窝淋巴结清扫术:一般至少需要清扫背阔肌前缘至胸小肌外侧缘范围内的所有淋巴结,平均需要清扫 10 个以上淋巴结。保乳手术＋腋窝淋巴结清扫术又称为保乳根治术。

(2)单纯乳房切除术:顾名思义,手术仅切除患侧乳房全部乳腺以及胸肌筋膜,但不行腋窝淋巴结处理。

(3)乳腺癌改良根治术:由单纯乳房切除＋腋窝淋巴结清扫术组成。现在临床上,该手术多采用保留胸大肌和胸小肌的手术方式,之前也有保留胸大肌、切除胸小肌的手术方式。

(4)Halsted 根治术:是指将整个乳腺连同肿瘤和一部分皮肤,乳腺周围的大片皮下脂肪组织、胸大肌、胸小肌以及腋窝的脂肪淋巴组织做整块切除。该手术适用于肿瘤与胸大肌或筋膜粘连,腋窝淋巴结明显肿大或胸肌间淋巴结受累者。但目前这种手术方式很少开展。

当前,乳腺癌的手术理念已从以往的"最大限度切除"转变为"最大限度保留"。Halsted 根治术由于大范围地切除组织,术后患者胸壁明显变形,上肢功能也受到一定影响,如果再加用放疗,则上肢水肿的发生率较高,给患者造成生活上的不便和精神上的损害,所以进行了改良。改良根治术保留了胸大肌以及胸小肌,术后患者胸部外形较好,腋窝淋巴结也可以得到一定评估。目前,随着乳腺癌化疗、放疗、内分泌治疗以及靶向治疗的进展,保乳手术是世界上乳腺癌手术的主要趋势。保乳手术保留大部分乳房,可以提高患者生活质量,改善患侧上肢功能,减少手术并发症。研究发现,保乳手术联合放疗可获得与改良根治术相同的长期生存率。而随着乳房整形学的进展,乳腺癌术后行 1 期乳房重建整形或者 2 期重建整形,则在保证乳腺癌治愈率的情况下,可以进一步提高患者的生活质量。

11. 乳腺癌治疗能保留乳腺吗？

对符合下述全部情况的患者，可以考虑保留乳腺：①患者有强烈的保留乳腺的愿望；②病期较早（最好肿瘤直径小于2厘米或新辅助治疗降期后）且没有累及局部皮肤、胸壁或者没有远处转移，同时考虑肿瘤与乳房大小的比例，扩大切除肿瘤后能通过再造等手段维持较好的乳房外形；③一般为位于乳腺周围象限的肿瘤，距离乳晕边缘2厘米以上，而对于位于乳头乳晕区域乳腺癌的保乳术可能需要进行乳头再造；④医院有良好的放疗条件，且患者能够经常到医院复查；⑤有放疗禁忌证以及特殊类型的肿瘤（如炎性乳癌）除外。具体方法是确诊后先行局部肿瘤扩大切除（在环肿瘤1~2厘米以外切除，各切缘经病理检查无癌残留）及前哨淋巴结活检或腋窝淋巴清扫术，术后对全乳腺加用适量的放疗，对肿瘤切除部位的放疗剂量要更大些。此外，还要根据腋淋巴结有无转移等情况决定是否再加化疗和锁骨上区放疗。国内外可靠的临床数据显示，保留乳腺治疗者与切除乳腺者的长期生存率相近，约半数以上患者保留的乳腺功能及外观良好。目前，乳腺癌保乳治疗在国内已经普遍开展，只要严格掌握适应证，辅以术后放化疗、靶向治疗等综合治疗，能使女性乳腺癌患者在保证生存的前提下同时保留完整的乳房外形。

12. 有些患者在乳腺癌根治手术后为什么还要做放疗？

乳腺癌的预后总体较好，而威胁乳腺癌患者生命的主要原因之一是术后的远处器官转移，尤其是在肝、肺、脑等器官的转移。乳腺癌肿瘤细胞的转移途径主要为通过淋巴系统、血液系统发生远处转移或直接侵犯局部组织。乳腺根治术或改良根治术只对腋窝淋巴结进行了清扫，而乳腺癌既可向腋窝淋巴结转移，也可以向胸骨旁淋巴结转移。尤其是肿瘤位于乳腺内半部分或已有腋窝淋巴结转移者,为了消灭或控制该处可能存在的淋巴结转移以及其他潜在的乳腺癌肿瘤细胞的转移,以提高治愈率;对术后病理检查已有腋窝淋巴结转移的且肿瘤位于乳腺内半部的患者,应给予胸骨旁放疗;对已有腋窝淋巴结转移的患者,还应同时对锁骨上下区及胸壁(手术切口附近)进行放疗,以降低局部复发率。对于肿瘤位于外侧半,经病理证实并无腋窝淋巴结转移的患者,一般不需要做术后放疗。而对于保乳术后的乳腺癌患者,为了减少局部乳腺组织肿瘤的复发,一般于术后常规行放疗;而接受保乳术加乳腺再造的患者应咨询放疗科医生,应选择合适的时间进行放疗,以减少局部纤维化对再造乳房效果的影响。

13. 为什么乳腺癌手术后还要行化疗和内分泌治疗?

复发转移是乳腺癌患者死亡的最重要原因,肿块局部复发或在远处转移部位不断生长,引起器官功能衰竭,最终导致死亡。许多乳腺癌病例在发病初期就存在难以被现有手段发现的微转移灶,少数病例的血液和骨髓样本在实验室研究中被发现潜伏有单个的肿瘤细胞。然而手术是一种局部治疗手段,即使是根治手术也只能切除原发病灶和区域淋巴结,不能消除微转移灶和已经播散的肿瘤细胞。该现象从20世纪70年代开始得到关注,于是手术后化疗和内分泌治疗逐渐开展起来。并且这些措施从20世纪90年代起渐见成效,乳腺癌的死亡率以每年约2%的速度开始下降。目前,尚无精确的医学手段可以判定乳腺癌患者是否存在微转移。已有腋窝淋巴结转移或具有高危险因素的乳腺癌患者[如原发肿瘤较大、三阴性乳腺癌(ER、PR、HER2均阴性)、HER2阳性、Ki-67比例较高等]较易发生远处转移。为了杀灭或控制这种可能存在的微转移,有必要在术后加用化疗或内分泌治疗,以提高治愈率。具体地讲,凡有腋窝淋巴结转移的患者都需应用术后化疗;对虽无腋窝淋巴结转移但具有上述高危险因素者也要应用术后化疗。对于激素受体(ER、PR)阳性的患者,还可推荐内分泌治疗,以降低复发率。化疗一般为 6~8 个疗程,每个疗程的时间间隔为 21 天左右。内分泌治疗的时间至少为 5 年。

14. 哪些乳腺癌患者适用内分泌治疗,效果如何?

一部分乳腺癌的生长发展与体内内分泌情况有关,被称为激素依赖性乳腺癌。这些乳腺癌的肿瘤细胞特点是:肿瘤细胞表面通常表达两种激素受体——雌激素受体(ER)和孕激素受体(PR),乳腺肿瘤细胞的增殖生长受雌激素、孕激素等的调控。对于这些患者,通过内分泌治疗药物可使肿瘤暂停发展,缩小甚至消退,亦可减少或延缓复发转移。判断癌肿是否依赖激素的方法为测定癌组织内有无雌激素受体和孕激素受体,如果这两种受体都为阳性,则内分泌治疗的有效率可达 60% 以上;如果仅有一种受体为阳性,则有效率约达 40%;如果两种受体均为阴性,则有效率仅为 5% 左右。未测定受体水平而接受内分泌治疗者的有效率约为 20%。因此,内分泌治疗宜限于已知雌激素和孕激素受体为阳性者,且根据患者是否绝经选择不同的内分泌治疗药物。内分泌治疗可用于晚期乳腺癌患者,也可用于手术后预防性治疗。目前,常用的内分泌疗法有以下几种。①卵巢去势(药物、手术或放射治疗):适用于未绝经者。②抗雌激素药物:常用三苯氧胺(TAM),是否已绝经都可用,但对已绝经者的效果较好。绝经后可以使用芳香化酶抑制剂。③黄体酮类药物和氨鲁米特(AG):适用于晚期乳腺癌患者。

15. 三苯氧胺能代替卵巢去势吗?

雌激素是直接刺激乳腺生长发育的最重要的激素,孕激素通常是在雌激素作用的基础上产生效应的。在乳腺癌治疗中，内分泌治疗的机制有两种：一是通过应用药物，竞争性抑制或阻断雌激素和孕激素与其受体的结合；二是切除分泌雌激素的器官或减少雌激素的分泌。三苯氧胺通过阻断雌激素受体来达到抗癌的目的，而卵巢去势则是切除雌激素的主要来源地。临床上，卵巢去势分为手术去势、放疗去势以及药物去势。由于三苯氧胺应用方便，无卵巢去势所造成的并发症，因此近年来被认为是绝经前后的浸润性、ER 阳性乳腺癌患者去势治疗的优先选择。而卵巢去势推荐用于绝经前的以下患者：高度风险且化疗后未导致闭经的患者；不愿意接受辅助化疗的中度风险的患者；对三苯氧胺有禁忌者。因此，如果患者病情较重、有高度风险，有必要时还可以联合使用两种方法。

16. 乳腺癌化疗与三苯氧胺并用会增加疗效吗？

在乳腺癌的肿瘤细胞中，一部分含有性激素受体（ER、PR），另一部分则不含。如果癌组织中含有 ER、PR 的细胞占多数，则称此类乳腺癌为 ER、PR 阳性，否则为阴性。内分泌治疗对 ER、PR 阳性的癌的效果较好，对 ER、PR 阴性的则效果不佳。而化疗则对 ER、PR 阳性或阴性的癌症都有较好的疗效，特别是对 ER、PR 阴性者更好一些。在理论上，化疗与内分泌治疗（如三苯氧胺）同时应用的效果理应比单用一种好，但在临床实践中并没有相加的效果，尤其是受体阴性者，两者并用有时反而不及单用化疗。不过，对 ER 阳性的患者在化疗后再用三苯氧胺，比单用化疗或单用三苯氧胺的效果好。

17. 长期服用三苯氧胺有副作用吗？

三苯氧胺是一种抗雌激素药物，服用方便，价格不高，而且副作用小，目前已被广泛应用于乳腺癌的治疗。如作为辅助治疗,则需在手术后长期服用,为增加疗效需口服 5 年甚至 10 年。因为服用时间越长,效果越好。据观察,应用三苯氧胺可使对侧 ER 阳性的发生乳腺癌的概率下降,也可使心血管疾病的发生率下降。但三苯氧胺对子宫内膜具有类雌激素的刺激作用,可能导致子宫内膜癌的发生,此外深部栓塞性静脉炎的发生率也可能增加。由此可见,长期用三苯氧胺虽然可以预防乳腺癌的复发,但应警惕这些副作用的发生,特别是子宫内膜癌的发生。因此,需要定期做子宫超声检查或内膜活检,发现问题及时停药和处理。

18. 双侧乳腺会同时或先后生癌吗?

双侧乳腺受致癌因素的影响相等,发生癌症的机会理应也相等,但临床上乳腺癌以单侧居绝大多数,双侧同时被检查出乳腺癌的病例仅占总病例的 0.7%～3.0%,且多发生于年龄较大的绝经后女性。在对一侧乳腺癌进行治疗的同时,也需对另一侧乳房进行仔细检查,包括 X 线、超声和病理学检查,这样对侧癌症被发现的机会便大大增加。一般来说,对侧乳房所查出的癌绝大多数是很早期的癌症(非浸润性癌),这些早期癌经过若干年后可能变成临床上易于发现的癌。双侧乳房先后发生乳腺癌的比同时发生者常见,多见于相对年轻的患者。尤其现在乳腺癌早期患者增多,治疗后长期生存者亦增多,对侧发生乳腺癌的病例也随之增多。因此,对乳腺癌的治疗必须密切随诊,注意对侧有无癌症发生。对双侧乳腺癌的治疗与单侧相似,治愈率也相仿,但需与一侧乳腺癌向对侧乳腺转移的情况相区别,因为后者的治疗方法有所不同,效果也较差。

19. 男性乳腺也会生癌症吗?

男性也可能得乳腺癌,但是男性乳腺癌较为罕见,仅为女性乳腺癌的1%。男女乳腺癌的发病率之比约为1∶122。由于男性乳房很小、扁平,因此即使很小的肿瘤也易于早期发现,但同时也易较早地侵犯皮肤、胸肌或发生转移。男性乳房部位发生的肿块绝大多数不是癌,而最多见的为男性乳腺发育(即男乳发育)。男性除了在青春发育期都有暂时性两侧乳房胀大和疼痛外;在中老年期,由于体内内分泌失衡,也可发生乳房胀大和疼痛。一般来说,男乳发育所表现出的肿块是对称性的,仅少数为单侧性的,乳房均匀肿大,质地较软,这与男性乳腺癌是不同的。但由于男乳发育远较乳腺癌多见,因此常易把男性乳腺癌误诊为男性乳腺发育而延误治疗,影响治疗结果。男性乳腺癌的治疗方法与女性乳腺癌基本相同,仅内分泌治疗方法有所不同。如果能够做到"三早",男性乳腺癌的治疗效果也是较为乐观的。此外,中老年男性若发生乳房胀大,还应考虑是否由肝病和睾丸肿瘤所致。

20. 乳腺癌会遗传吗?

流行病学调查发现,5%～10%的乳腺癌是家族性的。与无家族乳腺癌病史的女性相比,一级亲属(包括母亲、姐妹、女儿、父亲或兄弟)中存在患有乳腺癌的亲属,则家族中女性患乳腺癌的发生风险会增高,而且亲属被诊断为乳腺癌的年龄越小,这种风险越高。当有1名一级亲属罹患乳腺癌时,家族中女性患乳腺癌的风险是无家族史女性的1.8倍;而如果有2名一级亲属患乳腺癌,则家族中女性患乳腺癌的风险增高为3倍;如果有3名以上一级亲属被诊断为乳腺癌,则家族中女性患乳腺癌的风险升高为4倍。

目前的研究已经明确,乳腺癌患者中有极少一部分是由其父母通过特异的遗传基因(*BRCA*1/*BRCA*2基因)遗传下来的。但是*BRCA*1/*BRCA*2基因突变携带者也不一定会患乳腺癌,只是在其一生中发展至乳腺癌的概率比一般人要高得多,大约为70%～85%。例如安吉丽娜·朱莉是该突变基因的携带者。在美国,约 5%～10% 的乳腺癌患者携带有突变的 *BRCA1/BRCA2* 基因;但在中国,携带该突变基因的患者比例要低得多。

尽管存在上述风险,且很多女性一级亲属中有人罹患乳腺癌,但是她们却终身未患乳腺癌;而很多乳腺癌患者的一级亲属中也并没有人罹患乳腺癌。因此,有家族遗传史的乳腺癌仅占所有乳腺癌的 5%～10%,而多数乳腺癌并不存在相关基因的突变,因此大家也无须过度恐惧。

然而,家族遗传史毕竟是最高危的因素,所以对乳腺癌患者的直系以及较近的旁系亲属需要定期检查。定期检查一般推荐从 40 周岁开始,40～49 岁,每年一次;50～69 岁,1～2 年一次;70 岁以上,2 年一次。

21. 乳腺癌患者应该如何安排饮食?

乳腺癌患者术后维持正常饮食即可,没有特别忌口,适度地进食高蛋白、高维生素、含微量元素的食物,平衡膳食。饮食原则:食物多样,以谷类为主;多吃蔬菜、水果;常吃奶类、豆类或其制品;经常吃适量鱼、禽、蛋、瘦肉。此外,有很多观点认为食用海产品和鸡等"发物"会导致疾病复发,其实这些都是没有根据的。比如在中药中有 10 多味为海产品,比如海藻、昆布、海带等都有软坚散结的作用,包括海参,维生素及微量元素都很丰富,在中医有扶正、驱邪的作用,因此海产品不能吃的观点是没有科学依据的。需注意合理的营养,饮食清淡,多进食高营养、易消化的食物,少量多餐,少吃不健康的食物(如煎炸、霉变及腌制食物)。忌食含致癌物质的食品,忌食含有雌激素或生长激素的食物,如蛤士蟆、蜂王浆、羊胎素甚至胎盘制剂等。减少高脂肪饮食,因摄入高脂肪后,脂肪酸经芳香化酶可转化为雌激素。如是素食者,请注意摄入足够的蛋白质,宜多吃豆类食品。大豆及豆制品中含有导致乳腺癌复发物质的说法也是没有科学依据的,其含有的植物雌激素与乳腺癌之间更没有直接关系,反而可以调节女性体内雌激素水平。

22. 火腿、香肠等加工肉制品被列为致癌物,同时说食用红肉也"可能"致癌,这对乳腺癌也有影响吗?

2015 年 10 月 26 日,位于法国里昂的世界卫生组织(WHO)下属国际癌症研究机构发布报告称,把火腿、香肠等加工肉制品列为致癌物,同时说食用红肉也"可能"致癌。报告指出,对人类而言,有充分证据表明,食用加工肉制品会导致结肠癌等,每天食用 50 克的加工肉制品,则患结肠癌的风险会增加 18%。报告列举,加工肉包括以腌、熏或发酵等方式而制成的热狗、香肠、火腿、腌肉、肉干、罐头肉或肉类酱汁等。按照路透社的说法,这意味着加工肉被该机构列为与烟草、石棉和柴油烟气同一类的致癌物。但该报告没有就它们的致癌风险等级进行比较,推测吃肉可能不像吸烟那么危险。而对于食用牛肉、羊肉、猪肉和马肉等红肉,报告称,"有限证据"表明"有致癌作用",其可能主要引发结肠癌、直肠癌、胰腺癌和前列腺癌。

其实,对于乳腺保健来说,有很多不良的饮食习惯需要避免,也有很多对乳腺疾病有一定预防作用及对乳腺有保健的食物,让我们一起来了解一下吧。

(1)有利于乳腺健康的食物。亚麻籽有很强烈的坚果味道,含木酚素和 ω-3 脂肪酸,可以帮助预防乳腺癌。一项由 3000 多名女性参加的研究显示,经常食用亚麻籽者患乳腺癌的概率低 33%。

女性每日至少食用一份低脂奶制品,可以使更年期前患乳腺癌的概率降低33.3%。每日食用两份奶制品(如脱脂牛奶和脱脂酸奶)则是很好的选择。

每日食用27克以上纤维素的乳腺癌幸存者,其雌激素水平比其他患者低,而雌激素被证实与乳腺癌有关。有国外学者建议早餐食用全麦谷物,并将全麦面包和全麦面条作为晚餐。

研究显示,蔬菜和水果中富含植物化学物质,每日食用五份以上蔬菜水果的女性比每日仅仅食用一两份蔬菜水果的女性患乳腺癌的风险低50%。

每周饮用3杯绿茶非常有益。绿茶可以减缓肿瘤细胞的生长。研究发现,每周饮用3~4杯绿茶的女性比不饮用绿茶的女性患乳腺癌的概率低40%。

三文鱼、鲭鱼、鳗鱼、金枪鱼、青鱼、大比目鱼、鳕鱼及沙丁鱼等富含ω-3脂肪酸,每日食用至少50克此类鱼肉的女性患乳腺癌的风险低26%。

芥菜、坚果和橄榄油中的单一不饱和脂肪酸可以预防疾病。经常摄取这些食物可以使患乳腺癌的风险降低45%。建议在任何可能的情况下获取一些坚果,如在早餐麦片粥里放一些坚果,或者在下午喝茶时吃一点坚果。

(2)不利于乳腺健康的食物。摄取大豆、玉米、红花和葵花子油中所发现的多不饱和脂肪酸可以使患乳腺癌的风险增加69%。我们应争取每日摄取的总热量中的20%来自于脂肪,而其中大多数应该是好的单一不饱和脂肪酸。

饮料和垃圾食品中的精制糖可影响身体内胰岛素水平,也会增加体重。偶尔食用并无大害,例如每周食用1~2次巧克力(每次控制量),或者喝一些低脂巧克力奶。

酒精能够增加患乳腺癌的风险,每天饮用1~3杯酒的女性患乳腺癌的风险比其他人高 10％，建议每周饮酒量不超过 2 杯。补充多种维生素和叶酸，可以使中等饮酒量（每日 1～3 杯）的女性患乳腺癌的风险降低 27％。每天半杯红酒可能有益。

总之，我们每天都会接触到对健康有利和不利的食物，我们需要保持良好的生活饮食习惯，尽量减少不良习惯和行为，保持愉快的心情，坚持适当的体育锻炼，定期参加健康检查及专科体检，以有效预防乳腺疾病，保持健康和美丽。

23. 绝经后乳腺癌患者服用芳香化酶抑制剂的常见副作用有哪些，如何处理？

内分泌治疗是乳腺癌治疗的重要手段。凡是激素受体阳性的浸润性乳腺癌患者，不论年龄、淋巴结状态或是否应用了辅助化疗，术后通常需要进行辅助内分泌治疗。目前，循证医学证据支持乳腺癌术后内分泌治疗的时限为 5～10 年。医生主要依据患者的月经状态和激素水平来选择治疗方法和药物。绝经后女性乳腺癌患者可以使用芳香化酶抑制剂。其常见的副作用是骨、关节和肌肉症状。由于雌激素水平降低与骨折风险增高显著相关，因此正常绝经后女性发生自然骨折的风险是男性的 2 倍。乳腺癌患者在治疗过程中存在许多导致骨丢失的危险因素，包括绝经后状态、芳香化酶抑制剂治疗、化疗、卵巢切除，或应用药物抑制卵巢功能以致人工诱导至绝经后状态等。与无肿瘤女性相比，乳腺癌生存者发生骨折的风险增加 31％。三苯氧胺具有类雌激素样作用，对骨骼具有保护作用，而阿那曲唑、来曲唑、依西美坦等第三代芳香化酶抑制剂则可导致骨质丢失、骨质疏松，使骨折的发生率升高。

如何减少女性骨质丢失是目前备受重视的研究方向。为降低骨质疏松、骨质丢失的发生率，接受第三代芳香化酶抑制剂治疗的乳腺癌患者应常规摄入钙剂和维生素D，增加体育锻炼，预防跌倒，减少烟草、咖啡因的摄入，以预防或减缓骨质疏松和骨折的发生，并且应定期接受骨密度检测。对于出现严重骨质疏松的乳腺癌患者，由于雌激素是禁忌，所以目前常用的药物是双膦酸盐。而且随着年龄的增长，健康女性发生关节、肌肉和骨骼疼痛的概率逐渐增高，在更年期达到峰值，说明骨、关节、肌肉症状与雌激素水平下降有关。芳香化酶抑制剂治疗组患者关节疼痛的发生率明显高于三苯氧胺治疗组。有报道称，在使用芳香化酶抑制剂治疗的乳腺癌患者中，骨、关节和肌肉疼痛的发生率最高可达到60%，停药的比例可达到20%。随着用药时间的延长，也有部分患者的疼痛症状减轻。因此，在芳香化酶抑制剂治疗开始前和治疗中，应评估患者的骨、关节和肌肉症状，排除癌症骨转移、骨关节炎及风湿性关节炎等引起的疼痛。对于芳香化酶抑制剂引起的疼痛，轻者可补充维生素D和钙剂，并进行适当体育锻炼；对于疼痛明显者，可给予非甾体类抗炎药，也可以考虑给予患者3～4周"药物假期"（即停用药物一段时间）。此外，由于常用的三种芳香化酶抑制剂的作用机制不完全相同，所以也可以考虑换用其他类型的内分泌治疗药物。

第九章　食管癌

1.什么是食管癌?

食管是食物经口入胃的必经之路,起自咽部,经颈、胸部进入腹部的胃,全长约为 26 厘米。该细长管道的壁层由黏膜、肌层和外膜组成,富有弹性,具有很强的蠕动能力,能把食物顺利送入胃内。食管与胃的交界处被称为贲门,具有收缩和扩张能力。由于食管黏膜长期与食物摩擦并接触各种致癌物质,因此食管是最易发生癌症的器官之一。根据肿瘤细胞起源,食管癌主要分为鳞状细胞癌和腺癌。

2.什么是食管癌的早期信号?

食管癌主要有下列早期信号。当出现这些信号时,应尽早检查。①进食哽噎感:这种症状往往突然出现,在进食固体食物时较明显,可自行消退,但隔数日或数月可再次出现,并逐渐加重。②胸骨后痛和下咽痛:约一半的早期食管癌患者在咽下食物时感胸骨后烧灼样、针刺样或牵拉摩擦样疼痛,这种症状可以反复出现。③食管内异物感:部分早期食管癌患者可出现吞咽时食管内不适和异物感,有时不做吞咽动作也有异物感,随着病情的发展可相继出现进食哽噎感和疼痛症状。④咽部干燥和紧缩感:在情绪波动及进食粗糙或不易充分咀嚼的食物时最为明显。⑤上腹部刺痛和饱胀感:有时可表现为持续性隐痛,与进食的关系不大,多在进食时出现。

3. 什么是食管的癌前病变?

某些食管疾病若不及时治疗,则有进展癌变的危险。这些疾病主要包括食管炎、食管息肉、食管白斑、食管憩室、食管瘢痕性狭窄、贲门失弛缓症和食管裂孔疝等。因此,应积极治疗上述食管疾病。

4. 贲门失弛缓症与食管癌有何区别?

正常生理状态下,在做吞咽动作时,贲门呈现弛缓状态,待食物随食管收缩通过贲门括约肌后再关闭。对于贲门失弛缓症患者,贲门括约肌弛缓不良,导致食物在食管内淤积,食管发生扩张、肥厚、黏膜充血、水肿、糜烂及溃疡等。本症多发生于青年,男女均可罹患,偶见于儿童。其主要症状为吞咽困难,时轻时重,病程较长者表现为反酸和营养不良;因大量食物在食管内潴留,可引起呕吐;夜间睡眠时,食物反流吸入气管,可造成呼吸道感染。在行消化内镜检查时,贲门失弛缓症患者除可见食管黏膜病变外,还可见食管管腔显著扩张,以此可与食管癌相区别。

5. 当食管癌患者发生吞咽困难时已是晚期了吗?

食管癌患者当出现吞咽困难症状时并不能说明癌症已到晚期,因为吞咽困难的发生与食管癌的类型有关。有的癌肿像蕈类一样向食管腔内生长,就可能较早出现吞咽困难症状;有的癌肿主要向食管壁内浸润,形成明显环状狭窄,早期也易出现吞咽困难症状;虽然多数溃疡型、髓质型食管癌患者在发生吞咽困难时病程已属晚期,但有些患者由于癌瘤局部伴有炎症或管壁水肿,在早期也会发生严重的吞咽困难症状。因此,食管癌患者当出现吞咽困难症状时,不能一概而论说病程已属晚期,而应根据临床情况与辅助检查结果加以分析。

6.应该怎样治疗食管癌?

食管癌的根治性治疗应首选手术切除,病期越早,治疗效果越好。对于拒绝手术治疗的患者或心肺等功能较差的较早期患者,放射治疗的效果也较好。手术治疗和放疗配合(术前或术后)对中期患者的效果较单一手术治疗或放疗的效果好,加用化疗有可能进一步提高疗效。对于晚期患者的治疗以化疗、中医中药治疗为主,也可行姑息性放疗。对于因食管严重梗阻而不能进食的患者,消化道造口术可给予充分的营养支持,也有利于进行放疗和化疗。

7.食管癌患者能用放疗治愈吗?

放疗是治疗食管癌的一种常用方法。因绝大多数食管癌为鳞状细胞癌,对放射线的敏感性较腺癌好,因此放疗尤其对早期病变的疗效较好。

凡因各种原因不宜手术治疗或患者坚决拒绝手术治疗的,均可考虑放疗。但若患者存在癌期过晚、全身情况太差、合并食管气管瘘、有深溃疡的溃疡型癌(易穿孔、大出血)等情况,则在选择放疗时要慎重。总的来说,对于上段食管癌,放疗的效果有时较手术治疗好;对于中段食管癌,放疗的效果与手术治疗相仿;对于下段食管癌,放疗的治愈率不及手术根治。

8.什么是食管癌腔内支架置入管术?

对于晚期食管癌患者,若因食管严重梗阻、无法经口进食,而且估计病变不能经手术切除时,则可采用食管癌腔内支架置入术,经消化内镜置入支架扩张病变的狭窄部,以便患者进食流质或半流质饮食,提高生活质量。此外,食管癌腔内支架置入术治疗还适用于并发食管-气管(支气管)瘘的患者,目的在于封闭接口,从而减轻肺部感染。

9. 为什么在食管癌、贲门癌和肺癌手术后要鼓励患者咳嗽？

肺不张、肺部感染和胸腔积液/积气是胸部外科常见的术后并发症。鼓励患者咳嗽并排痰，可促使肺复张，排尽胸内积存的气体及液体，减少胸内积液、胸腔感染、肺不张和肺炎的发生，有利于患者早日康复。

第十章　胃　癌

1.胃部可发生哪些恶性肿瘤,胃癌的早期症状有哪些?

最常见的胃部恶性肿瘤是胃癌,也是我国常见的恶性肿瘤之一;其次是原发性胃淋巴瘤,发病率仅次于胃癌,约占胃部恶性肿瘤的5％;另外还有胃间质瘤,约占胃部恶性肿瘤的1％～2％;其他少见的胃部恶性肿瘤有胃类癌、血管肉瘤、鳞状细胞癌、卡波西氏肉瘤、原发性胃绒毛膜上皮细胞癌及转移性胃肿瘤等。

胃癌早期通常没有特异的症状,有些甚至没有症状。但随着肿瘤的发展,当胃癌影响胃的功能时,可出现上腹部隐痛,食欲减退,食后上腹饱胀不适,消瘦、乏力、恶心、呕吐,及呕血、黑便等症状。但这些症状都不具有特异性,与胃炎、胃溃疡等胃部疾病类似。当出现上述情况时,应引起重视,去医院做好完善的胃部检查,以达到早期发现、早期诊断、早期治疗的目的。

2.大便隐血阳性就能确诊是胃癌吗?

大便隐血包括化学法和免疫法。大便隐血化学法常出现假阳性的情况。在大便隐血阳性的情况下,首先应排除假阳性的情况。进食肉类或动物血制品等可造成假阳性的结果。因此,在大便隐血检查前3天内,应禁食上述食物。

任何消化道疾病,如胃肠道炎症、肿瘤及肛门疾病(如痔疮、肛裂等)都可能造成大便隐血阳性,一般消化道出血5毫升以上即可产生大便隐血阳性的结果。

因此,大便隐血阳性不一定是胃癌导致的。但在大便隐血真阳性的情况下,应进行完善的胃肠道检查,排除胃肠道恶性疾病后才能诊断为其他良性疾病所致的大便隐血阳性。

3. 为什么萎缩性胃炎患者要定期做胃镜检查?

萎缩性胃炎与胃癌关系密切,属于胃癌的癌前病变。流行病学与病因学监测发现,萎缩性胃炎的检出率与胃癌的死亡率呈正相关,两者有平行关系。在胃癌高发区,萎缩性胃炎的发病率也高。有观察发现,萎缩性胃炎患者经若干年以后发生胃癌的概率比浅表性胃炎患者及正常人群均高,且患萎缩性胃炎的年限越长,胃癌的发生率也越高。一般统计,随访15年以上,约10%的萎缩性胃炎患者可发生胃癌。因此,萎缩性胃炎患者需要定期做胃镜检查。

4. 医生为什么要对胃癌患者做肛门指检?

医生对胃癌患者做肛门指检是为了检查是否有腹腔内种植转移。胃癌晚期,肿瘤细胞可从胃浆膜面脱落,在腹腔形成种植性转移灶。膀胱直肠窝(女性为子宫直肠窝)位于腹膜腔最低位,肿瘤细胞易在此处着落、生长并形成团块,肛门指检可触及此处肿块。如发现此处有转移,则表明肿瘤已至晚期,一般来说手术已无法根治。因此,肛门指检有时可避免不必要的手术。

5. 胃癌的三大并发症指的是什么?

胃癌的三大并发症为出血、穿孔及梗阻。①出血:肿瘤侵犯胃壁血管或坏死脱落,可引起出血,出血量大者表现为呕血、解柏油样大便;出血量少者主要表现为大便隐血试验阳性。②穿孔:肿瘤侵犯胃壁全层,形成深溃疡,穿透浆膜层,即可发生穿孔。穿孔后,胃内容物进入腹腔可造成腹膜炎,表现为腹痛、腹部压痛、反跳痛,严重者甚至可发生休克。③梗阻:肿瘤发生于

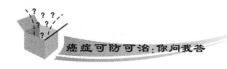

胃贲门区或幽门区或侵犯该区，可发生梗阻，表现为进食哽噎或呕吐宿食。

6. 如何早期发现胃癌？

胃癌是危害我国人民健康的最常见的恶性肿瘤之一。国内相关人员统计得出，胃癌患者术后 5 年生存率为 20％～30％，而早期胃癌患者的 5 年生存率可达 85％～100％。因此，早期发现、早期诊断、早期治疗对胃癌患者是非常重要的。

早期胃癌因临床症状不典型，一般仅有轻微的消化道不适症状，如上腹部隐痛、饱胀、恶心及嗳气等，有些甚至没有症状。具有胃癌危险因素的人如果出现上述不适症状，则应及时去相关科室做胃部检查。胃癌的危险因素包括以下几个方面。①性别：相关研究显示，我国男性患胃癌的概率为女性的 2 倍。②幽门螺杆菌感染。③吸烟。④饮食因素：如盐和亚硝胺类化合物摄入过多，水果蔬菜摄入较少。⑤肥胖。⑥有胃癌家族史。

发现胃癌的相关检查方法包括以下几个方面。①血清学检查：如肿瘤标志物、胃蛋白酶原等检测，但特异性较低。②影像学检查：胃肠气钡造影、螺旋 CT 及仿真内镜等。③内镜检查：直观且可取活检，明确病变性质。随着内镜技术的发展，色素内镜、超声内镜、共聚焦内镜及放大内镜等内镜技术明显提高了早期胃癌检出的敏感性和特异性。

总之，具有胃癌危险因素的人群如果出现上腹部隐痛、饱胀、恶心、嗳气及黑便等不适，则应尽早去医院做完善的胃部检查，以期对胃癌做到早期发现。

7. 胃切除术后，残留的胃会不会再长大？

胃切除后，残留的胃的容量会逐渐增大，但用"长大"两字描述不够确切。实际情况是由于胃储存食物，长此以往，胃可以慢慢地扩张。因此,术后 1～2 年,患者的进食量可恢复至正常水平。

8. 什么是胃癌的 D_1、D_2、D_3 和 D_4 手术?

D 手术指的是除了彻底切除胃癌原发灶以外,还清除转移淋巴结的范围。D_1 手术指的是清除至第 1 站淋巴结,主要是胃周淋巴结。D_2 手术指的是清除第 1、2 站淋巴结,即清除胃周淋巴结和胃右动脉、肝总动脉、腹腔动脉、脾动脉干及脾门淋巴结。D_3 手术指的是清除第 1、2、3 站淋巴结,即除了清除第 1、2 站淋巴结外,尚需清除肝十二指肠韧带淋巴结、胰头后淋巴结和肠系膜根部及结肠中动脉旁淋巴结。D_4 手术指的是在做 D_3 清扫后再加做腹主动脉旁淋巴结清扫。

9. 哪些胃癌需做全胃切除?

需做全胃切除的胃癌主要包括以下几种情况。①广泛浸润的浸润性胃癌。②进展期胃贲门癌与胃上部癌:肿瘤侵出肌层,或在幽门上、下淋巴结及大、小弯淋巴结有转移者。③进展期胃中部癌:其癌肿边缘与贲门的距离,局限性癌不足 3 厘米,浸润性癌不足 5 厘米,或贲门旁淋巴结有转移者。④多发性癌:表现为扩散型早期胃癌。⑤残胃癌。⑥复发性胃癌。由于全胃切除后并发症和后遗症较多,所以一般应从严掌握,如能保存小部分近侧部胃,则应尽量在不影响根治的情况下保留之(被称为近全胃切除)。但对于不做全胃切除不能达到根治目的的患者,则应毫不犹豫地决定做全胃切除。

10. 对哪些胃癌需要切除胰体、胰尾和脾脏?

当胃癌直接浸润至脾脏、脾门和胰体、胰尾部时,仅切除胃癌不能达到根治性手术的要求,需连同胰体、胰尾和脾脏一并切除。当胃癌虽未直接侵犯胰腺、脾脏,但脾门、脾动脉干淋巴结已有转移时,为彻底清除这两个淋巴结,曾有人主张应连同脾一并切除,但近几年主流的做法是行保留脾脏的脾门淋巴结清扫。此外,当胃窦部癌直接侵犯胰头而尚能根治时,也应考虑并做胰头十二指肠切除术,但该手术为大手术,并发症多,故可考虑在新辅助化疗后再行手术治疗。

11. 什么是残胃癌?

一直以来,医学界对残胃癌的定义有较多的争议。狭义的残胃癌是指因胃十二指肠溃疡等胃部良性病变而行胃大部切除术后 5 年以上在残余胃部发生的原发癌。广义的残胃癌还应该包括因胃癌或其他恶性病变而行胃部分切除术后 10 年在残余胃部出现的原发肿瘤。并且,对于胃恶性病变切除术后发生的残胃癌,需注意与复发癌相鉴别。

12. 胃癌患者在治疗后应复查哪些项目?

胃癌患者经不同方法治疗后的复查内容略有不同,但大同小异,主要包括以下几个方面。①病史及体格检查:大致了解患者的全身情况。②直肠指检:了解有无盆腔转移。③肿瘤标志物检测及血常规检查、血生化检查:了解治疗后有无贫血、骨髓抑制及肝肾功能损害情况。④胃镜检查:了解胃内有无复发等情况。⑤腹部 B 超或全腹部 CT 检查:了解有无腹腔内转移、复发和肝内转移等情况。⑥胸部 X 线检查或胸部 CT 检查:了解有无肺部转移等情况。⑦维生素 B_{12} 检测:对于手术切除的患者,应检测维生素 B_{12} 缺乏情况,必要时予以治疗。⑧Hp 检测:对于胃癌根治术后有残胃的患者或 ESD、EMR 术后患者,应进行 Hp 检测,如 Hp 检测呈阳性,则应予以清除。

13. 胃息肉需要开刀吗?

任何一种胃部良性或恶性肿瘤都可能是息肉状的形态,都可称为胃息肉。胃息肉分为单发及多发,恶性肿瘤很少表现为多发。良性胃息肉有多种类型,包括腺瘤性息肉、增生性息肉及错构瘤样息肉等。

对于良性胃息肉而言,一般对直径小于 5 厘米的病灶,可采取内镜下治疗;对病灶直径大于 5 厘米的或多发胃息肉在内镜下无法摘除者,可进行外科手术治疗。但严格而言,因为增生性息肉并不是真正的新生物,所以如为多发增生性息肉,内镜无法完全摘除,因其恶变率较低,则也可不进行积极的手术治疗。

对于恶性胃息肉而言,应予以积极切除。对极少数早期恶性胃息肉可进行内镜下治疗并密切随访,其余应进行外科手术切除。但若恶性胃息肉已发生远处转移或局部侵犯范围较广,则可能已经失去外科手术的机会。

第十一章　大肠癌

1.什么是大肠癌?

大肠癌又被称为结直肠癌,包括结肠癌和直肠癌,为源自结肠或直肠的癌症。大肠位于人体消化系统的下端,包括结肠和直肠两部分,全长约为 1.5 米。根据其解剖位置特点,结肠可分为盲肠、升结肠、横结肠、降结肠和乙状结肠。医学上将盲肠、升结肠及横结肠右半部分称为右半结肠,将横结肠左半部分、降结肠及乙状结肠称为左半结肠。直肠又可分为直肠和肛管两部分。

2.结肠癌有哪些症状和表现?

结肠癌早期并无明显特异症状,当肿瘤生长到一定程度后,因其生长的位置、大小、类型、生长速度和病程长短而有不同的症状和表现。

右半结肠由于肠腔相对较大,粪便为液状,且其肿瘤多呈菜花样生长,很少形成环状狭窄,不容易发生肠梗阻,因此右半结肠癌的病期相对较长。患者除出现腹痛、腹部肿块等局部症状外,亦较多见贫血、消瘦等全身症状。右半结肠癌患者往往因贫血而就医,如果不进行全面仔细检查,仅对"不明原因的贫血"予以对症处理,就容易在癌症的早期漏诊。

左半结肠肠腔较细,粪便干硬,且其肿瘤常沿肠壁浸润性生长,容易导致肠腔环状狭窄,因此左半结肠癌较易出现急、慢性肠梗阻症状,而贫血、消瘦、恶病质等症状相对较少见。在病期较早、尚未发生肠梗阻时，常见的症状主要包括便血、黏液便、腹泻、便秘、腹痛及腹胀等，而腹部包块相对较少扪及。

3. 怎样早期诊断结肠癌？

早期发现、早期诊断、早期治疗是提高结肠癌疗效，改善预后的关键。那么，当有什么样的症状和表现时，就要怀疑结肠癌呢？如果出现下列持续性的消化道症状，应提高警惕，及早到医院就诊，进行仔细体格检查及大便隐血试验等，必要时结合结肠镜等检查手段，以期在结肠癌的早期明确诊断，争取彻底治愈的机会。①大便习惯改变，如排便次数增多、腹泻、便秘，或者腹泻与便秘交替出现等症状；②大便性状改变，如粪便稀薄、脓血便、黑便及大便变细等症状；③有腹部不适、腹胀、腹部隐痛、腹部包块等症状，或者出现贫血、低热、乏力、消瘦、浮肿等全身症状。

4. 对结肠癌有哪些治疗方法？

目前，结肠癌的有效治疗以手术切除为主，同时综合运用化疗、放疗、分子靶向药物治疗、免疫治疗及中医中药治疗等多种治疗手段。结肠癌手术范围要根据癌症部位、病期及全身状况而定，通常应切除包括肿瘤在内的两端肠管，一般要求距肿瘤边缘 10cm，同时还应切除区域的全部系膜，清扫可能发生转移的系膜淋巴结。手术方式包括早期较小的黏膜原位癌的内镜下切除及传统的开腹手术切除。并且随着医疗水平的提高及医疗器械的发展，目前多数结肠癌患者可以尝试微创手术，即腹腔镜下手术切除，甚至机器人手术切除。对于肿瘤局部晚期的患者，手术中可以加用腹腔内热灌注化疗，以减少肿瘤术后的复发及转移。

对于一些较晚期的患者，可在术前先行化疗或分子靶向药物治疗，待肿瘤缩小后再行手术治疗。对于一般状况较差、伴随疾病较多的老年患者,如不能控制的心力衰竭、肝肾功能严重障碍、呼吸功能严重损害、近期有心肌梗死或脑血管意外或有广泛转移的患者,除发生肠梗阻、肠穿孔等急腹症需积极手术干预外,应当采用以化疗及分子靶向药物治疗为主的综合治疗来控制疾病进展。手术后,应当根据病情及患者一般状况加用化疗、分子靶向药物治疗等手段,同时根据本人情况辅以中医中药治疗,也可在医生的指导下选择性地应用免疫治疗。

5. 直肠癌有哪些症状和表现?

直肠癌早期多数无特异症状;当肿瘤生长到一定程度时,逐渐出现排便习惯改变及大便性状改变。这些症状按照出现频率的高低,依次为便血(80%～90%)、便频(60%～70%)、便细(40%)、黏液便(35%)、里急后重(20%)、便秘(10%)。便血多为鲜红或暗红色血液,与大便不混,多黏附于大便表面,系肿瘤坏死脱落形成溃疡面后的血液渗出,大量出血比较少见。大便次数增多的患者,每日排便次数可达10次以上,多者达数十次,有持续性的里急后重和便后排不尽感,甚至肛门失禁,流出黏液和恶臭脓血。当肿瘤生长导致肠管狭窄时,大便变形、变细,严重时出现肠梗阻症状。男性直肠癌晚期可累及膀胱、后尿道而出现尿频、尿急、尿痛、血尿及排尿困难等泌尿道症状。女性患者当癌肿累及阴道后壁时,常有白带增多;如癌肿穿破阴道而形成直肠阴道瘘,则阴道内有血性分泌物及粪便排出。除上述局部症状外,部分直肠癌患者常伴有贫血、全身乏力及体重减轻等全身症状。

6. 如何避免直肠癌误诊?

直肠癌最常见的症状是便血和大便习惯的改变,在发病初期常被误诊为"痔疮"。这是由于痔疮非常常见,且所产生的症状与直肠癌相类似,而人们对直肠癌又缺乏必要的警惕和认识,从而导致误诊。因此,提高对直肠癌的警惕和认识,仔细地进行必要的检查,则直肠癌的早期诊断是可能实现的。因此,凡遇有便血、黏液便,大便习惯改变,大便变形、变细及肛门部坠胀不适等症状,应及时到医院就诊检查。其中,最简单的方法就是肛门指诊,也就是医生戴上医用手套把手指伸进患者肛门内进行检查。约90％的直肠癌患者可通过肛门指诊扪及癌肿,这是目前诊断直肠癌的最重要方法。但是有些患者或部分医生因怕麻烦而拒绝或忽视了这个简单有效的检查方法。必要时可进行结肠镜检查,在检查的同时可取少许组织进行病理检查,以确定诊断。

7. 如何对直肠癌进行治疗?

直肠癌的治疗是目前多学科团队综合治疗的典范。初始诊断为直肠癌的患者,应当由多学科团队(包括肿瘤内科、肿瘤外科、放疗科、放射科及病理科在内)的各科医生进行病情评估,以明确临床诊断和分期,并结合患者意愿制订出具有个体化特色的包括手术、放疗、化疗及分子靶向药物治疗在内的综合治疗策略。

直肠癌的局部治疗仍然以手术切除为主。手术切除的范围据肿瘤的部位、病期及全身状况而定,通常应包括肿瘤、肿瘤两端的肠管、受侵犯邻近器官的部分或全部、周围可能被浸润的组织及全直肠系膜。传统的开腹手术认为:当直肠癌下缘离肛门的距离小于 7 厘米时,为保证根治效果,需行腹会阴联合切除术,将病变以下的软组织包括肛门部一并切除,并在左下腹做一永久性结肠造口(人工肛门)以解决排便问题;当直肠癌下缘离肛门的距离大于 7 厘米时,才可考虑保留肛门。近年来,随着微

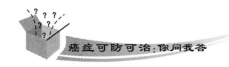

创外科技术的发展,腹腔镜下或机器人手术使癌肿下缘离肛门的距离为5厘米的低位甚至超低位的直肠癌患者获得了保留肛门的机会。此外,对于部分手术前肿瘤较大、位置较低的患者,手术前的局部放疗、化疗可以使相当一部分患者肿瘤缩小和降期,从而提高保肛手术的成功率。

对于部分病理分期较晚的直肠癌患者,应当在手术后行全身化疗,以降低肿瘤转移的风险;对于手术前未行局部放疗的患者,应当加用局部放疗,以降低局部复发的风险。

对于一些高龄,全身情况太差,有严重心、肺、肝、肾功能障碍,近期发生过心肌梗死、脑血管意外,无法耐受根治性手术的患者,或肿瘤广泛转移、局部肿瘤广泛浸润、无法行根治性手术的患者,可选择行局部放疗、全身化疗及分子靶向药物治疗,待全身状况改善或肿瘤降期后,争取根治性手术切除的机会。

对于有急性肠梗阻的患者,可视患者全身状况行肿瘤切除和结肠造瘘术,或行单纯结肠造瘘术,先解除肠梗阻症状,待患者全身一般状况改善后,争取行二期根治性手术切除肿瘤。

8. 为什么要对低位直肠癌患者做人工肛门?

低位直肠癌下缘距离肛门较近,为了彻底切除肿瘤,需切除肿瘤下缘至少2厘米肠管,导致肛门以上无足够肠管与近端结肠缝合,此时需在左下腹部做永久性人工肛门,即将近端肠管拉出腹腔外并将肠管开口固定在腹壁上,用于排泄粪便,将粪便收集于贴于开口处的特制塑料袋内。在行传统的开腹手术时,只有在直肠癌下缘离肛门的距离达7厘米以上时,方可保留肛门。近年来,随着微创外科技术的发展,外科医师认为对距肛门仅5厘米的低位直肠癌仍可保留肛门。

切除肛门的直肠癌手术,其优点是切除范围较广泛且彻底,根治效果好；缺点是需要做永久性人工肛门，给日常生活带来一些不便，有些患者常因此而不愿接受手术治疗。其实，人工肛门若处理得当，对患者日常生活一般并无很大妨碍，也不影响工作和学习，患者切不可因小失大，为了保留肛门而延误治疗，失去治疗的机会。

9. 治疗低位直肠癌也可不做人工肛门吗？

对于早期低位直肠癌患者，当病变仅限于黏膜层时，可考虑行内镜下肿瘤切除术，从而免于切除肛门。对于局部较晚期的低位直肠癌患者，如保留肛门意愿强烈，可先行局部放疗，也可同时结合化疗，待肿瘤退缩至距肛门有足够的手术切缘时，再行手术切除，以获得保留肛门的机会。

10. 人工肛门有永久性和暂时性之分吗？

有。永久性人工肛门是指因低位直肠癌而行肛门切除后，为解决大便出路而在左下腹部做的乙状结肠残端造口术，以代替原来的肛门排便。因为这种人工肛门已经无法再恢复原有的生理解剖，所以是永久性的。

暂时性人工肛门是指在直肠癌手术时，肿瘤切除后上下肠管已顺利吻合，但由于局部张力较高或术前放疗等导致肠管血供较差，或由于糖尿病等使患者术后发生吻合口瘘的机会较高，为保证吻合口顺利愈合，需要在术中行预防性回肠造口术，待吻合口完全愈合后，再把回肠造口修复回纳入腹，使大便仍由原来的肛门排出，所以称为暂时性人工肛门。该术式的缺点是需要二次手术，给患者造成身体上的痛苦。然而，人工肛门使粪便改道后，可有效避免由于吻合口瘘造成的腹腔、盆腔感染等严重并发症。因此，在低位直肠癌患者保留肛门的手术中，暂时性人工肛门应用得较为普遍。

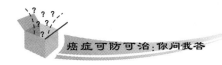

11. 什么是大肠息肉?

息肉是形态学名词,泛指一切空腔脏器向内突出和隆起的病变。大肠息肉,也被称为结直肠息肉,包括肿瘤性和非肿瘤性病变,在未确定其病理性质前统称为息肉。形态学上,息肉可分为有蒂和广基两种;数目上可分为单发与多发。明确息肉的病理性质后,可按照部位冠以病理诊断学名称,如结直肠原位癌、结肠炎性息肉及管状腺瘤等。息肉的性质、大小不同,处理和预后也不同。对于结直肠息肉,最有效的检查及治疗手段是肠镜。通过肠镜检查,不仅可以对息肉的外形、大小进行评估,而且可以对息肉进行活检。内镜下治疗结直肠息肉的方法较多,包括直视下金属圈套切断息肉、冷冻治疗、电凝电切术、电热活检钳术、微波和激光凝固术等。通过肠镜复查,可以对患者进行长期随访。

12. 大肠息肉会发生癌变吗?

目前认为,腺瘤性息肉(包括锯齿状腺瘤、管状腺瘤、绒毛状腺瘤及混合型腺瘤)是大肠癌的重要癌前病变,大肠腺瘤可以逐步发展为结直肠癌,即"腺瘤—癌"模式。尤其在家族性腺瘤患者中,患者大肠内满布腺瘤,如不予以干预,则终身癌变率可高达100%。目前的观点认为,腺瘤可以长期存在,而且生长很慢,且其癌变的可能性随着腺瘤的增大而增加:直径小于1厘米的腺瘤发生癌变的可能性很小,不超过1%;直径为1~2厘米的腺瘤发生癌变的可能性约为10%;直径大于2厘米者发生癌变的概率明显增高,最高可达50%。腺瘤发生癌变是一个长时期的过程,多数学者估计这个过程的时间在10年以上。

13. 什么是大肠家族性腺瘤病?

大肠家族性腺瘤病是一种常染色体显性遗传病,临床表现为整个大肠满布大小不等的腺瘤,如不及时治疗,最终会发生癌变。但家族性腺瘤病并非先天性疾病,这些患者在出生时肠道内并无腺瘤,通常会随着青春期发育而逐渐出现。患者子女约有 50％的患病风险。一般认为,如果成年人在 50 岁时仍未出现腺瘤,那么即使有家族发病史,一般也不会再出现多发腺瘤。家族性腺瘤病具有多发性、多形性以及癌变率高的特点。外科手术切除是唯一有效的治疗手段。大肠家族性腺瘤病出现症状的平均年龄为 20 岁,发现癌变的平均年龄为 35～40 岁。腺瘤患者在 20 岁左右时发生癌变的概率很小。根治性手术方式为结肠、直肠中上段切除,下段黏膜剥除,行回肠肛管吻合术。在对患者进行积极治疗的同时,建议患者的直系亲属至大肠癌遗传门诊进行咨询,必要时接受基因检测。

14. 什么是神经内分泌肿瘤?

神经内分泌肿瘤是一种源于胚胎神经内分泌细胞、表达神经内分泌标记物以及可以产生多肽激素的肿瘤。胃肠胰神经内分泌肿瘤发生于胰腺、小肠、大肠或胃黏膜等,可生成 5-羟色胺代谢产物或多肽激素,如胰岛素、胰高血糖素、促肾上腺皮质激素或胃泌素等。所分泌的激素若能引起相应的临床症状,则属于功能性肿瘤;若在血和尿液中检测到多肽激素等水平升高,但无相关症状,则即使存在肿瘤压迫症状,也仍然可以认为是无内分泌功能的肿瘤。对于神经内分泌肿瘤,根据病情往往可以采用不同的治疗策略,如药物对症治疗、化疗、局部切除及手术治疗等。因此,对于不同部位的神经内分泌肿瘤,需要区别对待,在对病情进行充分的评估后再做决定。

15. 什么是肠造口,对哪些疾病需要行肠造口术?

肠造口,俗称"人工肛门",就是将肠道的一部分外置于腹部

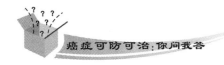
表面,以取代肛门,起到排便作用。目前,肠造口已成为治疗直肠癌、结肠癌、先天性肛门直肠畸形、肠道外伤及严重的溃疡性结肠炎的一种重要方法。

16. 造口有哪些形式?

根据造口部位不同,造口可分为回肠造口、结肠造口和尿路造口。回肠造口和结肠造口是将病变肠管切除以后,把剩余肠管的末端在腹部适当部位拉出并翻转、缝合于腹部,从而形成一个腹壁上的开口,替代肛门行排便功能。尿路造口是由于疾病的原因(如肿瘤、外伤等)而切除膀胱后,将原本与膀胱相连接的输尿管缝合到一段肠管上,然后按照肠造口的方式做一个腹壁开口,改变了排尿的途径,因此又称之为人工膀胱。

根据造口的时效性差异,造口可分为临时性造口与永久性造口(以回肠造口和结肠造口为例)。临时性造口是指在外科手术恢复期间(如低位直肠癌术后),必须保护手术吻合口,使其远离粪便,减少吻合口瘘的发生,此时就需要临时造口使粪便改道,使吻合口得到旷置,利于恢复,一般于手术后 6 个月内予以临时造口还纳。永久性造口,也是无法还纳的造口,有多种原因可导致造口无法还纳,如腹会阴联合切除术后(Mile's 术)、炎症性肠病手术后造口及吻合口狭窄等。

17. 肠造口有哪些并发症?

肠造口有许多并发症,大多发生在术后短期或 1 个月以内,远期并发症比较少见。①造口位置不当:给术后康复及器材用具使用以及日常起居生活带来很多不便。②造口水肿:在术后短期内可能由于创伤、刺激、造口过紧或处理系膜血管时损伤静脉等而导致水肿不易消退。肠壁翻转与皮肤缝合时如有嵌压,可切除部分浆肌层以预防水肿。③造口狭窄:是肠造口术后的常见并发症之一,可由造口及皮肤周边瘢痕组织挛缩、手术时皮肤开口过小、腹壁肌肉层开口过小等原因引起。④造口缺血坏死:多发生在术后 24～48 小时,多因损伤或压迫造口肠管供养血管而导致肠管缺血、坏死。若造口黏膜发黑,彻底失去血供,则往往需急诊手术治疗。⑤造口回缩:主要是由于手术时拉出腹壁外的肠段及其系膜过短或张力过高所致的。⑥造口旁疝:腹腔内组织经造口旁薄弱部位膨出并形成疝,这常与腹壁薄弱、造口位置选择不当、腹膜与肠管缝合不严、全身营养状况差及腹内压增加有关。⑦造口黏膜脱垂:多因造口处肠管的游离度过大,造口与腹壁、皮肤缝合固定不牢固,长期便秘、慢性咳嗽等引起腹内压增高所致。⑧造口周围皮肤病变:因粪便渗漏,对造口周边皮肤长期刺激所致,表现为粪水性皮炎、皮肤溃疡、刺激性皮炎以及撕脱性皮炎等。

18. 如何选择适合自己的肠造口用品?

肠造口用品的选择十分重要,一般应从造口的部位、形状、大小以及造口周围皮肤的情况等多方面进行考虑。但有一点是相同的,即无论采用哪种样式的造口用品,首先必须轻便、透明且能很好地防漏、防臭、保护造口周围的皮肤,还要佩戴舒适。

目前,常用的肠造口用品主要有单件式和双件式两种。单件式是指一种背面有粘贴胶的袋子,按照造口的大小在粘贴胶处剪好开口,撕去后面的纸片,贴到皮肤上就可以使用。但是为了保护皮肤,最好再附加使用一些保护用品,如在造口周围涂上"猪油膏"(又称防漏膏)等。双件式则包括一个护肤胶片和一个配套的造口袋,使用时先贴上胶片,然后利用胶片和造口袋上凸凹相对的两个胶环将造口袋固定在胶片上。

不管是单件式还是双件式,每种造口袋又都有开口和密口

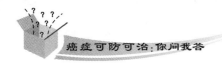
两种。对于回肠造口、盲肠造口、横结肠造口或尿路造口的患者，由于排泄物不成形，为了便于清理，最好选用开口袋。如果是乙状结肠造口的患者，则可选用密口袋或开口袋。

19. 造口患者应如何选择饮食？

造口患者不必为饮食而烦恼。如果患者没有需要特别限制饮食的疾病（如糖尿病、心血管疾病等），则完全可以随意饮食。但在手术后的几天内，饮食应清洁、易消化，然后逐步恢复至正常饮食，洋葱、咖喱、大蒜、姜、豆类及啤酒等容易产生胀气和臭味，给自己带来不适，所以应尽量少吃或者不吃。另外，像青菜、芹菜等含粗纤维的食物易引起肠管和造口阻塞，在造口手术后1个月内不宜多吃；造口手术后1个月后，鼓励多进食鱼类、富含纤维的食物。

第十二章　肝　癌

1. 什么是肝癌?

肝癌有原发性和继发性之分,一般所称的肝癌是指原发性肝癌。原发性肝癌在病理学上又可分为肝细胞型肝癌、胆管细胞型肝癌、肝细胞与胆管细胞混合型肝癌等,其中以肝细胞型肝癌最为常见。继发性肝癌也很常见,主要是由消化系统恶性肿瘤转移而来的。肝脏也可发生良性肿瘤,比如肝海绵状血管瘤、肝腺瘤及肝局灶性结节性增生等。

2. 肝癌是不治之症吗?

肝癌是恶性程度很高的癌症之一,它来势凶,病程短,在20世纪,大部分肝癌患者在一年内死亡。但随着医学科学的发展,肝癌已经可以治疗了,尤其小肝癌。只要早期发现、早期治疗,肝癌不仅是可治的,而且是可以治愈的。

3. 怎样早期发现肝癌?

肝癌早期无明显症状,普查是早期发现肝癌的主要途径。肝癌普查的常用手段是甲胎蛋白(AFP)测定和超声检查。AFP测定是诊断肝细胞型肝癌常用且重要的方法,但30%的肝细胞型肝癌患者的AFP为阴性。超声检查无创伤,短期内可以重复检查,是目前首选的肝癌筛查手段。CT和磁共振同样是常用的肝癌筛查手段。

4. 哪些人易患肝癌,他们应注意些什么?

随着年龄的增大,肝癌的发病机会有所增加。40岁以上、男性、慢性肝病（如慢性乙型病毒性肝炎）患者发生肝癌的风险比一般人高数倍至数十倍。有肝癌家族史者以及肝癌高发区的居民也是发生肝癌的高危人群。在流行病学上，这些人被称为高危人群。该人群在饮食上应多吃新鲜水果和蔬菜，尽量不吃霉变食物，例如霉变的花生（应仔细检查花生胚芽部分有无霉变）、大米（应注意米色有无发黄或发绿）、黄豆等，并要戒酒。有慢性肝炎患者应积极治疗，乙肝患者需在医生指导下进行抗病毒治疗，高发区居民 HBsAg（一）者应接种乙肝疫苗。高危人群必须每隔半年到医院做 AFP 及超声检查，以便对肝癌做到早期发现、早期诊断。

5. 肝癌的诊断方法有哪几种？

（1）临床表现：早期肝癌患者通常无症状，中晚期患者可能出现食欲减退、体重快速下降、肝区疼痛、黄疸及腹水等表现。

（2）实验室检查：如甲胎蛋白（AFP）、糖类抗原 19-9（CA19-9）等肿瘤指标是常用的肝脏恶性肿瘤相关的指标。AFP 水平升高常见于肝细胞型肝癌，CA19-9 常见于胆管细胞型肝癌。

（3）影像学检查：超声是最常用的肝癌筛查手段，增强 CT 可诊断出大部分的肝癌，肝脏增强磁共振对微小肝癌、良恶性肝脏肿瘤的鉴别诊断有很大的帮助。

6. 除原发性肝癌外，还有哪些情况可使血中甲胎蛋白水平升高？

当有以下一些情况时，甲胎蛋白（AFP）水平也可升高。

（1）非肿瘤性：如慢性肝炎、肝硬化及妊娠等。

（2）胚胎性癌：如睾丸、卵巢、骶尾部及后腹膜恶性畸胎瘤等。

此外，AFP 检查存在假阴性。原因是部分肝癌患者血清

AFP 水平可不升高;分化程度接近正常肝细胞和分化程度极低的肝细胞型肝癌也往往存在 AFP 阴性的情况;30%肝细胞型肝癌患者的 AFP 为阴性。因此,血 AFP 阴性不能排除肝癌。

7. 肝癌应与哪些疾病做鉴别诊断?

原发性肝癌应与下列疾病做鉴别诊断。

(1)肝硬化:患者有时会存在大的肝硬化结节,AFP 阳性或轻度升高,难以鉴别。肝脏增强磁共振一般可予以鉴别。

(2)继发性肝癌:病程相对缓慢,AFP 测定多为阴性。主要鉴别方法是寻找肝脏以外(如胃肠道、泌尿生殖系统及乳腺等处)的原发性癌肿病灶。

(3)肝脓肿:一般有化脓性感染或阿米巴肠病病史,以及寒战、发热等临床表现。

(4)肝包虫病:多见于我国西北牧区,包虫皮内试验阳性。

8. 原发性肝癌的主要治疗方法有哪些?

原发性肝癌的主要治疗方法有以下几种。

(1)手术治疗:目前,肝切除仍是治疗肝癌的首选方法。根据肿瘤的大小和部位选择适当的肝切除术式,如半肝切除、肝叶切除、肝段切除、局部肝切除术等,这对较早期的肝癌(特别是小肝癌)有良好的治疗效果。近年来,肝移植也可用于治疗肝癌,但由于肝移植适应证严格且肝源缺乏,因此临床应用不多。

(2)介入治疗:经股动脉插管至肝动脉,注射栓塞剂和化疗药物。

(3)超声或 CT 引导下经皮穿刺肿瘤射频消融:微波治疗,肿瘤内注射无水酒精,适用于瘤体较小且不能或不宜手术的病灶。

(4)分子靶向药物:近年来有使用索拉非尼治疗不能手术或转移的肝细胞型肝癌的报道,但分子靶向药物价格昂贵,临床应用不多。

总之,目前肝癌的治疗方法有很多种,应根据患者的具体情况而选用,如有可能,建议应用多种治疗方法综合治疗肿瘤。

9. 肝囊肿会转变为肝癌吗?

肝囊肿,通俗点说就是肝脏的"水泡"。在牧区,如果染上包囊虫病,就会在肝脏中产生寄生虫性囊肿。但绝大多数肝囊肿是先天性的。囊肿可以是单发的(即只有一个),也可以是多发性的(多到十多个甚至几十个)。先天性肝囊肿除了因囊肿过大而产生压迫症状(如上腹闷胀或感染)外,一般不会影响健康,更不会转变为肝癌。

10. 肝血管瘤会变为肝癌吗?

肝血管瘤绝大多数为先天性病变,可以单发,也可以多发,一般对人体健康并无不良影响,也不会发生癌变。但肝血管瘤有时会快速发展,严重者极大破坏肝脏组织而致肝衰竭,故其需立刻复查,必要时仍需手术或介入治疗。肝血管瘤有时与其他肝恶性肿瘤在影像学上难以区别,需进一步做增强CT或增强磁共振进行鉴别。

11. 胆管也会发生癌症吗?

胆管包括肝内和肝外两部分,都可以发生肿瘤,且以癌症居多。临床上常见的有胆囊癌、肝门胆管癌、肝内胆管细胞癌和胆总管癌。肝门胆管癌和胆总管癌患者常常出现阻塞性黄疸。

对于胆管癌,曾经较难做到早期诊断,现在应用超声、CT及磁共振等检查,可以发现尚无明显症状的早期病变,因而治疗效果也有较大的提高,治疗的主要方法为手术切除。对不能手术治疗的黄疸患者,可采用微创方法,如经皮肝内胆管穿刺引流或经内镜放置胆总管支架,以解除黄疸,从而为其他疗法创造条件,改善患者生活质量和延长生存期。

此外,胆管癌可以与胆管结石同时存在。

12. 患有胆囊良性息肉样病变怎么办?

胆囊良性息肉样病变用病理学进行分类,包括下列病变:①胆固醇息肉;②炎性息肉;③腺瘤样息肉(包括乳头状腺瘤和单纯性腺瘤);④腺肌瘤;⑤混合性腺瘤。治疗方法主要为手术切除。是否手术治疗首先考虑的是病变是否发生恶变。胆固醇息肉最多见,一般不会发生恶变,且常较小(直径在 10 毫米以下),多发;腺瘤样息肉占第二位,癌变机会较多,因此对腺瘤样息肉应积极手术治疗;炎性息肉和腺肌瘤较少见,对于是否会癌变尚无定论。

临床判断新生物的高危因素主要有以下 6 个方面:①单发;②直径大于 10 毫米;③广基或蒂粗大;④病变增大;⑤患者年龄大于 60 岁;⑥合并结石。对于以上情况,应积极行胆囊切除。对于病变直径小于 10 毫米的,特别是多发性又无突出临床表现,且不合并结石者,可行超声检查,并定期随访观察。

第十三章　胰腺癌

1. 胰腺可发生哪些肿瘤？

胰腺既是一个内分泌器官（分泌胰岛素、高血糖素等），又是一个外分泌器官（分泌胰液）。前者发生的肿瘤为胰腺神经内分泌肿瘤，比如胰岛素瘤，肿瘤能分泌大量胰岛素，其特点是患者出现低血糖症，手术切除后预后良好。后者发生的恶性肿瘤多为胰腺癌。近年来，胰腺癌在国内的发病率明显增高，这可能与饮食有关，高脂肪饮食、吸烟、饮酒等均可能促使胰腺癌的发生。

2. 胰腺癌有哪些症状，如何诊治？

胰腺癌早期可无特殊症状，仅一些患者有饭后上腹部不适感。癌症进一步发展后，可以因肿瘤所在胰腺的部位不同而产生一些特殊症状，如在胰腺头部的肿瘤（最常见，简称胰头癌）可能较早地发生阻塞性黄疸。如果能对此癌有较高的警惕性，对有上腹部不适的患者能及时做超声和 CT 或 MRI 等检查，则可能发现一些尚无黄疸的早期胰头癌患者，他们的治疗效果也会更好。如癌症发生在胰体或尾部，患者常以上腹部疼痛或肿块就诊，很少发生黄疸，因此其早期诊断较胰头癌更困难，治疗效果亦较胰头癌更差。

胰腺癌的首选治疗方法为手术治疗，争取根治性切除，如不能切除，可对胰头癌做经内镜放置胆总管支架或行胆管的改道手术（短路手术）以解除黄疸，并配以其他疗法（放疗、化疗等），以改善生活质量和延长生存期。对于不能切除的胰体癌、胰尾癌，则以放疗和化疗或加以靶向药物治疗为主。对于中晚期胰腺癌患者,常以改善患者的生存质量为出发点而行姑息性治疗。

3.阻塞性黄疸必定是胰头癌引起的吗?

不一定。引起黄疸的原因有很多。阻塞性黄疸亦可见于胆总管结石,可有反复发作史,发作时腹痛明显,发热常伴寒战,右上腹部有触痛。胰头癌或胆总管壶腹癌的黄疸特点是黄疸进行性加重,但多无明显疼痛,一般无寒战、发热,需要结合其他检查方可确诊。此外,早期的胰头癌可以没有黄疸;而胰体癌、胰尾癌即使已较严重,也多没有黄疸。因此,不能单纯依据有无黄疸来诊断有无胰腺癌。

4.什么是腹膜后肿瘤,有哪些治疗方法?

腹膜后肿瘤是指原发于后腹膜后方间隙内的肿瘤,但不包括腹膜后器官(如胰腺、肾上腺、肾、输尿管、大肠及小肠)的肿瘤,也不包括腹膜后淋巴结的原发和继发性肿瘤。因此,腹膜后肿瘤主要是指各类软组织肿瘤和畸胎类肿瘤或囊肿,且恶性多于良性。由于腹膜后间隙部位较深,较小的肿瘤不产生临床症状或仅有轻度症状,而在腹部又常摸不到肿块,因此就诊时肿瘤一般已较大。早期诊断主要对可疑患者及时做超声和X线(包括腹部平片、CT、肾盂造影)等检查,这样不仅可以确定有无肿瘤和确定肿瘤所在的部位,还可推测肿瘤的性质。一旦确定有腹膜后肿瘤存在,一般应及时采取手术治疗。良性肿瘤即使体积已很大,也易切除,并且预后良好。恶性肿瘤在较小时也易于手术切除;在较大时,如已侵犯邻近重要器官(如腹主动脉、下腔静脉),则不易彻底切除。但如仅有肾脏或输尿管受侵,也可合并肾切除(在对侧肾脏功能良好的情况下)。恶性肿瘤切除后,应酌加放疗和化疗,以减少复发和转移,提高疗效。

第十四章　泌尿生殖系统恶性肿瘤

1. 何谓肾癌的三大症状？

血尿、腰腹部疼痛和肿块为肾癌患者最常见的三大症状。事实上，当患者因上述三大症状而就诊时，肾癌往往已发展至晚期。早中期的肾癌大多无明显症状、体征，越来越多的患者是在体检时偶然发现的。随着病程的进展，间歇性无痛性肉眼血尿常作为初发症状被患者所关注，此时说明肿瘤已侵入肾脏引流系统。当血块随尿液下行阻塞输尿管时，可发生腰部或下腹部绞痛。有时由于肿瘤对肾包膜的牵拉，腰部亦可出现隐痛。查体时，若扪及上腹部或腰部肿块，说明肿瘤组织较大。

肾癌患者，除有泌尿系统症状外，还可有低热、肝大、肝功能异常、红细胞增多症及高血压等肾外表现，也称副肿瘤综合征。

2. 肾癌的诊断和治疗方法有哪些？

对肾癌的诊断一般分为三个部分。首先是肾癌的临床症状，包括血尿、腰痛及副肿瘤综合征等。然后是体格检查，若在腰部或下腹部扪及肿块，则更要怀疑肾癌的可能性。最后也是最重要的是进行影像学检查，如超声、CT 和 MRI 等。超声诊断肾癌的准确率为93％左右。CT 诊断的准确率又较超声稍高，特别是在肾癌分期上，准确率可达 91％。而 MRI 诊断肾癌的准确率又略高于 CT，但对解剖结构的显示不如 CT。

对于早期肾癌，最常用的治疗方法是根治性手术切除。近年来，对于直径小于 4 厘米的肿瘤，通常采用保留肾脏的肿瘤切除术以及辅以术后的免疫治疗。对于直径超过4厘米或者局部进展的肿瘤,则推荐行根治性肾脏切除术。对于并发腔静脉癌栓者,行手术治疗比保守治疗的获益更大,但这对患者的一般状况要求较高,且手术复杂、有较大的风险。对于转移性肿瘤患者,则一般采用靶向治疗和免疫治疗。

3. 膀胱癌的常见症状和诊疗方法有哪些?

间歇性无痛性血尿往往是膀胱癌最早和最常见的症状之一,可表现为肉眼血尿或镜下血尿,多数为全程血尿,少数为终末血尿。同时由于肿瘤刺激膀胱壁,可引起尿频、尿急、尿痛等膀胱刺激症状。当肿瘤较大或发生在膀胱颈部时,可造成尿路的梗阻,表现为排尿困难。梗阻较重者出现尿潴留,引起肾积水,出现腰部酸痛、胀痛等局部症状,伴或不伴发热等全身症状。如肾积水没有得到及时解除,还可导致肾功能不全,甚至肾衰竭,出现尿毒症的表现。

对于初诊疑似膀胱癌的患者,可先留置尿液行尿脱落细胞学检查。该检查方法简单,特异性高。超声作为简单、无创的影像学检查,可显示肿瘤的浸润程度,且经济实惠,易于被患者接受,是比较理想的一种检查方法。而进一步行CT诊断膀胱癌的分期情况,准确率可达90%。当然,现在膀胱癌的确诊依然依靠膀胱镜检查,通过膀胱镜检查可直接观察到肿瘤的形态、部位、大小、数目、是否有蒂及浸润情况,还可直接取组织进行病理学检查,确定肿瘤的分型,指导治疗。

膀胱癌的治疗方法有很多,可根据不同的病理及临床分期采用不同的方法。根据TNM分期,膀胱癌分为非肌层浸润性膀胱癌(Tis,Ta,T_1)和肌层浸润性膀胱癌(T_2以上)。对非肌层浸润性膀胱癌患者,多采用经尿道膀胱肿瘤电切术,术后用膀胱灌注化疗以预防复发。对于肌层浸润性膀胱癌患者,多采用膀胱全切术。而对于转移性肿瘤患者,则往往采用综合的内科治疗方法。

4. 预防膀胱癌复发的措施有哪些?

浅表性膀胱癌的主要特点是治疗后容易复发。为预防膀胱癌的复发,术后常规进行膀胱内抗癌药物或免疫制剂灌注。常用的抗癌药物有喜树碱、丝裂霉素、阿霉素等,常用的免疫制剂是卡介苗。除了膀胱灌注外,还应嘱咐患者平时多饮水,以稀释尿中致癌物质的浓度。

5. 膀胱癌术后如何进行复查?

膀胱癌患者术后需定期进行复查。

(1)对于保留膀胱的患者,术后定期复查项目包括尿液细胞学检查,胸部、上尿路及腹盆部影像学检查等。最重要的是应常规行膀胱镜检查以监测尿路上皮情况。治疗后 2 年内,应每 3 个月复查一次;之后,复查间隔时间可适当延长。

(2)对于膀胱全切术后的患者,定期复查的项目包括尿液细胞学检查、肝功能、肌酐、电解质,以及胸部、上尿路和腹盆部影像学检查等。在术后 2 年内,应每 3~6 个月复查一次;之后,当有临床指征时,随时复查。

6. 前列腺癌的病因是什么,有哪些临床症状,如何诊断?

前列腺癌的病因尚不完全清楚,但可能与内分泌异常有关。前列腺癌的临床症状主要有排尿困难。当前列腺癌侵犯膀胱或尿道时,可出现血尿;当引起梗阻时,可出现排尿困难、尿频及尿急等。某些前列腺癌本身无症状,终身在静止状态中,或在切除的良性肥大腺体中被发现,被称为潜伏型前列腺癌。约 5% 的前列腺癌患者因出现转移而就诊,而并无前列腺癌局部症状,称为隐匿型前列腺癌。

前列腺癌的诊断主要依靠直肠指诊、血清 PSA、经直肠前列腺超声、盆腔 MRI 检查和前列腺穿刺活检。血清 PSA 是临床上判断患者是否有罹患前列腺癌风险的重要指标。直肠指诊时，若发现前列腺质地坚硬如石，表面高低不平，结节固定而边界不清，则高度怀疑前列腺癌的存在。前列腺癌的确诊主要通过经直肠超声行前列腺穿刺活检，准确率可达 90% 以上。近年来，MRI 在前列腺癌诊断和分期中的应用越来越多，并对前列腺癌局部侵犯范围的判断有更高的准确性。前列腺癌的组织恶性程度可通过组织学分级进行评估。最常用的是 Gleason 评分系统，其依据前列腺癌组织中主要结构区和次要结构区的评分之和，将前列腺癌的恶性程度划分为 2～10 分：6 分以下为分化良好，7 分为中度分化，8～10 分为分化不良。

7. 前列腺癌的治疗原则是什么？

前列腺癌的治疗需要根据肿瘤的分期、分级、患者的一般情况、预期寿命和治疗意愿综合决定。目前，对于较早期的前列腺癌，可以根据临床具体情况选择随访监测、前列腺癌根治性手术治疗、前列腺癌的外放射治疗、前列腺癌近距离照射治疗等。对于那些有局部或者远处转移的前列腺癌患者，可以选择内分泌治疗。当肿瘤继续发展，对内分泌治疗抵抗后，则需要选择化疗和免疫治疗等。

8. 阴茎癌的病因、症状及治疗方法有哪些？

阴茎癌的病因不清，据目前所知，其与包皮垢刺激、人类乳头状瘤病毒感染密切相关，且认为包皮环切术对于阴茎癌的预防有着巨大的意义。

阴茎癌通常发生于龟头和包皮处，很少发生在阴茎干等其

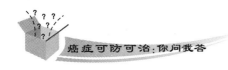

他部位。阴茎癌的早期可以表现为隆起的硬节或者浅表的溃疡,但常常被包皮所掩盖。随着肿瘤的生长,病灶穿破包皮,伴有恶臭和分泌物。

阴茎癌的治疗方法包括以下几种。①保留阴茎的肿瘤局部切除,激光治疗和包皮环切;②阴茎部分切除;③阴茎全切术和会阴尿道造口术;④髂腹股沟和盆腔淋巴结清扫;⑤放疗和化疗。

9. 什么叫隐睾症,隐睾症患者为何要手术,在什么年龄进行手术?

睾丸位置异常,未降至阴囊内的被称为隐睾症。隐睾症对患者的主要影响在于:一方面,未下降的睾丸往往无法产生精子,将导致不育;另一方面,未正常下降的睾丸发生恶性肿瘤的可能性大大提高,发生睾丸扭转的风险也较位置正常的睾丸明显升高。因此,提倡及早对隐睾症进行手术治疗,以最大限度地保留生育功能和减少恶性肿瘤等并发症的发生。隐睾症的最佳手术治疗时间是在患者 2 岁以内。

10. 睾丸肿瘤有何症状,治疗原则是什么?

睾丸肿瘤可分为生殖细胞肿瘤和非生殖细胞肿瘤两大类。这两大类又可以各自细分出很多种类型。生殖细胞肿瘤为睾丸肿瘤的常见类型。根据肿瘤类别和分期的不同,可出现复杂多样的临床症状,最常见的症状包括无痛性进行性睾丸增大,亦有一些患者表现为下腹部、阴囊和肛周的钝痛和坠胀感,有时甚至是急性疼痛,同时也可表现为男性乳房发育,甚至出现肿瘤转移的相关症状。

睾丸肿瘤的治疗方法包括根治性的睾丸切除、腹膜后淋巴结清扫、放疗、化疗以及严密的随访观察。具体治疗方法的选择要根据肿瘤的类型、分期、个体的一般情况以及对预后的判断来决定。

11. 白带异常与妇科癌症有关吗？

白带是从阴道内排出的分泌物，内有宫颈分泌的黏液、阴道黏膜的渗出物、子宫和阴道脱落的表皮细胞，以及少量的白细胞和非致病性阴道杆菌等。正常情况下，白带为白色糊状，无特殊气味，量不多，仅能使妇女有湿润的感觉。

白带若出现色、味、量的改变，就要警惕妇科疾病的发生。除了较常见的炎症和阴道异物外，还应考虑妇科癌症。常见的妇科癌症有以下几种。

（1）宫颈癌：早期可仅有黏液样白带，大多呈黄色，有时有血性白带；晚期则由于肿瘤组织坏死、分解，白带量明显增多，呈脓样或米泔样，奇臭难闻。

（2）子宫体癌：白带一般为脓样或白带中带血。

（3）输卵管癌：白带一般呈大量清水样，有时呈阵发性排出。

（4）阴道癌：白带一般呈黄色，水样；若出现肿瘤坏死，白带也可呈脓样、有奇臭。

12. 子宫肌瘤会发生恶变吗？

子宫肌瘤是一种良性肿瘤，好发于 30～50 岁妇女。按肿瘤的生长部位，子宫肌瘤可分为宫体肌瘤、子宫颈肌瘤、浆膜下肌瘤、黏膜下肌瘤和肌壁间肌瘤等。

子宫肌瘤在生长过程中，可因血运供应不足、营养缺乏而发生继发病变，如玻璃样变、囊性变、肉瘤样变、钙化及红色变性等。子宫肌瘤的恶变常为肉瘤样变，恶变率很低，约为 0.4%～0.8%，多发生于 40 岁以上的患者。特别是绝经后妇女，当出现

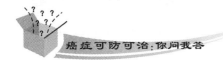

子宫(肌瘤)迅速增大,或伴有不规则阴道出血或下腹部隐痛时,应予以高度重视,考虑恶变的可能。

13. 宫颈息肉和宫颈糜烂会发生癌变吗?

宫颈息肉是较常见的宫颈赘生物,可能是由炎症的长期刺激引起的。宫颈息肉主要来自宫颈管黏膜,表面光滑,肿物质地均匀而柔软,一般呈黄豆大小,但大的直径可达3~4厘米,小的可无症状,常在妇科检查时被发现,有的则可表现为阴道异常出血和同房后出血。因为宫颈的恶性病变有些可表现为息肉状,因此当出现宫颈息肉时一般摘除为妥,并送病理切片检查。

宫颈糜烂样改变是妇科检查时常见的一种表现。对此是否需要治疗,则需根据具体情况而定。"宫颈糜烂"的本质是宫颈外翻,这是一种生理现象,与雌激素水平相关,从女性青春期开始持续约几十年。对于生理性的糜烂样改变,不需要处理;但也有些宫颈糜烂是由炎症和宫颈癌的早期病变引起的,需要做宫颈刮片检查和感染相关的检查以排除病理的原因。对于阴道分泌物增多及性生活后出血的患者,在排除恶性肿瘤及癌前病变的可能后,可给予抗感染治疗及激光、微波和冷冻等物理治疗。

14. 对健康人行宫颈刮片检查有何意义?

宫颈刮片检查,即宫颈脱落细胞学检查,其主要目的是寻找肿瘤细胞。目前,最常用的是宫颈液基细胞学检查(宫颈TCT)。

宫颈刮片检查是用一刮匙在宫颈癌的好发部位(鳞柱上皮交界处)轻轻刮取一些细胞,然后做细胞学检查,按照细胞的变化、细胞核的改变及细胞间的关系等,做出有无找到肿瘤细胞或其他改变(如找到核异质细胞等)的报告,医生根据报告再做进一步检查或治疗。据报道,宫颈TCT找肿瘤细胞的阳性准确率可达95%~100%,是一种高效、便捷的筛查方法。

宫颈刮片检查操作容易，不需特殊设备，对患者无痛苦，找肿瘤细胞的阳性准确率较高，因此是妇女宫颈癌普查的主要方法。

15. 宫颈癌放疗后发生血尿是膀胱转移了吗，出现便血是直肠转移了吗？

宫颈癌的放疗常采用体外及腔内的联合照射。由于膀胱与子宫仅一壁之隔，因此若做盆腔外照射及腔内镭疗或后装治疗，则膀胱也会受到一定剂量的照射。由于膀胱对放射线的耐受量远远低于宫颈，因此，当放疗剂量较大时，就可能发生膀胱的放射性损伤。其临床表现为尿频、尿急、尿痛、耻骨上区压痛，酷似尿路感染症状，严重者可有血尿、血块堵塞尿道，可引起排尿困难及尿潴留。膀胱的放射性损伤可在放疗中、后期出现，但也可在放疗后数月甚至数年出现。因此，宫颈癌放疗后发生血尿，一般说来以放射性膀胱炎的可能性较大。当然也不能排除转移性膀胱癌及其他原因引起的血尿。有血尿者应及时去医院检查，以便明确诊断并及时治疗。

由于阴道与直肠也仅一壁之隔，因此在宫腔和阴道内照射时，直肠势必也相应地受到照射，当直肠受照射的剂量超过耐受剂量时，就可出现放射性直肠炎的症状，早期可出现里急后重感、排便疼痛甚至黏液便，晚期可发生肠黏膜溃疡、出血甚至穿孔成瘘。放射性直肠炎大多在治疗后 2 年内发生。因此，宫颈癌放疗后患者的便血大多是由放射性直肠炎引起的，应去医院检查，以排除直肠其他原因引起的出血。

16. 葡萄胎是怎么回事，会发生恶变吗？

葡萄胎是一种良性滋养细胞肿瘤，又被称为良性葡萄胎。

葡萄胎的形成是由于妊娠时受某种因素的影响（如孕卵缺

陷等),引起胎盘外层的绒毛膜上皮细胞不规则增生,导致绒毛变性,变性的绒毛间质内血管消失,间质细胞变少,并发生水肿而形成水疱。这种水疱,小的如米粒,大的直径达 1～2 厘米,其间有细胞相连,累累成串,形态很像未成熟的葡萄,故被称为葡萄胎。

葡萄胎是有可能发生恶变的,恶变率在 15％左右。葡萄胎排出后 6 个月内发生恶变者,一般为恶性葡萄胎;一年以上发生恶变者,一般为绒癌;6～12 个月发生恶变者,两类癌均可出现。

17. 对哪些葡萄胎,术后要进行预防性化疗?

葡萄胎是一种良性肿瘤,但由于有恶变的可能性,因此目前许多专家主张对葡萄胎进行预防性化疗,尤其是对一些恶变机会较大的患者(高危患者)。一般认为,对有下列情况之一者需做预防性化疗:①年龄大于 40 岁;②子宫明显大于停经后;③血、尿 HCG 含量特高;④有咯血史者;⑤无条件随访复查者。

18. 为什么葡萄胎患者术后要定期随访?

因为葡萄胎术后约 15％会发生恶变,而且目前尚无很好的预测和预防恶变的方法,因此,随访工作十分重要。无论是否做过预防性化疗,均应做好定期随访工作。

随访要求一般为:葡萄胎排出后,每周查血或尿绒毛膜促性腺激素(HCG)一次;如血或尿 HCG 降至正常水平,则以后每月复查一次;半年后,每半年复查一次血或尿 HCG,持续两年。另外,还需定期做盆腔检查和胸透,必要时摄胸片。在随访过程中,若出现 HCG 水平持续上升(排除葡萄胎残留或黄素囊肿存在),或恢复正常后又回升,或同时伴有咳嗽、咯血等情况,则应考虑恶变的可能,需进一步检查和治疗。

19. 葡萄胎刮宫术后应注意哪些?

葡萄胎一般采用吸、刮宫方法治疗。刮宫术后应注意下列问题。

(1)注意感染问题:由于葡萄胎患者常有阴道出血史,宫口开放,阴道内细菌易于繁殖生长,并上行至子宫。因此,刮宫术后应注意有无腹痛、发热及阴道不规则出血等情况,若有发生,则应考虑盆腔内感染的可能,及时诊治。同时,刮宫术后1个月内禁止盆浴与性生活,注意局部卫生,以免盆腔感染。

(2)注意阴道出血:刮宫术后阴道出血一般在1周左右停止;若阴道出血持续有2周以上,则需排除宫内感染、葡萄胎残留以及恶性变。

(3)定期检查HCG:葡萄胎患者血、尿HCG水平较高,刮宫术后一般在2个月内恢复正常;若HCG水平持续升高或恢复正常后又逐渐升高,则要注意有无恶性变及葡萄胎残留。

(4)注意有无咳嗽和(或)咯血:恶性葡萄胎较易发生肺转移,产生咳嗽和(或)咯血情况。因此,若发生咳嗽和(或)咯血,则应及时做胸透或拍摄胸片,同时测定HCG水平。

(5)做好避孕工作:葡萄胎刮宫术后血、尿HCG水平的测定是观察有无恶变或宫内葡萄胎残留的一项指标。若葡萄胎刮宫术后短期内再次妊娠,妊娠后血、尿中HCG水平也会增高,而容易与葡萄胎恶变混淆。因此,葡萄胎刮宫术后至少两年内必须坚持避孕。

20. 恶性葡萄胎与绒癌有什么区别?

恶性葡萄胎与绒癌都是恶性滋养细胞肿瘤。恶性葡萄胎是由葡萄胎恶变而来的;而绒癌则部分来自葡萄胎恶变,部分来自正常产后或流产后发生恶变。恶性葡萄胎与绒癌的鉴别诊断方法如下。①临床上可按时间来区别:葡萄胎术后 6 个月以内发生恶变的,大多为恶性葡萄胎;1 年以上发生恶变的则大多为绒癌;6 个月~1 年内发生恶变的,两种情况均可发生;继发于正常产后及流产后的恶性滋养细胞肿瘤均为绒癌。②病理学上区别:恶性葡萄胎是癌肿浸润子宫肌层,但仍保留变性或健康的绒毛结构;而绒癌则主要是绒毛膜细胞的恶变,因此绒毛结构完全丧失。③治疗上:两种病变的治疗方法基本相同,但在预后上,绒癌略差于恶性葡萄胎。

21. 绝经后阴道出血常见哪些妇科肿瘤?

绝经后阴道出血常见的妇科肿瘤有以下几种。

(1)子宫颈癌:这是引起绝经后阴道出血的常见病因,常表现为性生活、便秘用力、体力劳动或剧烈运动后发生阴道出血。有的一开始就出现大出血,有的则表现为白带中带血。

(2)宫体癌:由于宫体癌发生在子宫颈内膜,因此无接触性阴道出血,而表现为白带增多和白带中带血,也有以阴道出血为主要表现者。

(3)卵巢功能性肿瘤:一些卵巢肿瘤(如粒层细胞瘤、卵泡膜细胞瘤等)具有分泌激素的功能,可使子宫内膜增生、脱落而发生阴道出血,因此出血往往有一定的周期性,同时可伴有女性其他第二性征的再现,如干瘪的乳房增大、阴毛增多及阴道分泌物增多等。

(4)阴道癌:常有阴道分泌物增多,白带多呈脓样或黄色水样,同时可伴有阴道出血。

(5)输卵管癌、阴道肉瘤、宫颈肉瘤及宫体肉瘤等:有时也可出现阴道出血。

22. 卵巢癌的危险因素有哪些?

卵巢癌的病因仍然不十分明确,初潮年龄早、绝经时间晚、独身、不孕或初产年龄大于 35 岁都会增加患卵巢癌的风险。而怀孕或初产时较年轻、联合口服避孕药、母乳喂养等均可对卵巢有保护作用。

卵巢癌有明显的家族聚集性。5％的卵巢癌患者家族中有 2 人或 2 人以上患卵巢癌,携带 *BRCA1* 和 *BRCA2* 基因型或具有遗传性非息肉性结直肠癌(HNPCC)家族史的人群发生卵巢癌的风险较正常人高。

目前,尚未发现环境和饮食因素与卵巢癌的发生有必然的联系,但是有些因素会增加发生卵巢癌的风险。

肥胖、脂肪摄入量增加以及高淀粉饮食导致的高血糖也可增加患卵巢癌的风险。希腊和意大利的一些研究提示,单一不饱和脂肪酸(如橄榄油内含有)和蔬菜、水果等富含纤维食物的摄入对卵巢癌可能有保护作用。相比于从来不吸烟的妇女,有吸烟史的妇女更容易患卵巢癌,特别是黏液性卵巢癌。有人发现,石棉工厂的女工患卵巢癌的风险高,这可能与其经常接触石棉有关。女性外阴接触一些含有滑石粉的卫生用品,或使用含滑石粉的卫生巾,可轻度增加患卵巢癌的风险。此外,心理因素在卵巢癌的发生过程中也有重要的作用。

23. 为什么有些卵巢癌患者在手术、化疗后还要再次手术?

因为这些卵巢癌患者的病情在就诊时就偏晚,卵巢癌肿浸润组织较深或转移范围较广,所以手术不能把全部癌肿切除,只能切除大部分癌肿,医学上称"细胞减灭术"。术后通过全身或联合腹腔化疗,大部分患者能得到"临床缓解"。为了了解残留于盆腔内的癌肿经过化疗或（和）放疗是否完全被灭活，需收集腹腔冲洗液做细胞学检查，因首次切除手术无法完全切除肿瘤，医生要对患者行第二次手术治疗，并在腹腔、盆腔行多处活检，以了解有无肉眼不可见的转移灶和残余肿瘤的情况，以决定是否需要再次行化疗。如原残余癌肿无缩小或有增大，则说明原化疗方案无效，需更换药物。

第十五章　骨软组织恶性肿瘤

1.什么是骨肿瘤,常见骨肿瘤有哪些?

　　凡发生于骨或其附属组织的肿瘤统称为骨肿瘤。原发于骨或其附属组织的肿瘤为原发性骨肿瘤;由全身其他部位肿瘤转移至骨或其附属组织的肿瘤为继发性骨肿瘤。

　　此外,尚有一些骨的病损与肿瘤的生物学行为类似,但没有肿瘤细胞形态特点,称为骨的肿瘤样病变。

　　常见的良性骨肿瘤和肿瘤样病变有骨样骨瘤、骨软骨瘤、纤维结构不良、动脉瘤样骨囊肿、孤立性骨囊肿、脂肪瘤及血管瘤等。

　　常见的良性侵袭性骨肿瘤有骨巨细胞瘤、软骨母细胞瘤、软骨黏液样纤维瘤、骨母细胞瘤及朗格汉斯组织细胞增生症等。

　　常见的骨恶性肿瘤有骨肉瘤、软骨肉瘤、尤文氏肉瘤、脊索瘤、恶性纤维组织细胞瘤、淋巴瘤和骨转移瘤等。

　　骨肿瘤的致病因素很复杂。一般来说,内因有遗传学说,外因有慢性刺激、病毒学说等。

2.如何早期发现骨肿瘤?

　　任何年龄的人都可发生骨肿瘤,原发性骨肿瘤占全部肿瘤的 1%,其中 1/3 为恶性肿瘤。对于恶性骨肿瘤,早期发现及诊断是十分重要的。

　　恶性骨肿瘤早期症状常为患部疼痛,开始时轻而间歇,渐加重至不能忍受,夜间更显著,可影响睡眠。疼痛症状通常位于关

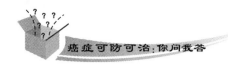

节外,这与关节炎的疼痛位于关节内是不同的。无痛性肿块往往是良性肿瘤。假如肿块在短期内迅速增大,说明恶性变可能性大。

诊断骨肿瘤最简便有用的方法是X线摄片。根据X线片,可大致判断肿瘤的良恶性。但骨质破坏通常须肿瘤直径超过0.5厘米才能在X线片上显示出来,故绝不可根据X线检查的一次阴性报告而草率地认为无病变。

此外,实验室检查可进一步完善诊断依据,有时更可了解骨肿瘤的进展情况。例如:骨肉瘤患者的碱性磷酸酶水平可增高;如果骨肉瘤患者经手术后,碱性磷酸酶水平减至正常范围又复升高,说明肿瘤局部复发或已有转移性病灶存在。当前列腺癌发生骨转移时,酸性磷酸酶水平显著增高。多发性骨髓瘤患者血钙和血磷水平均有轻度升高,部分人尿液中有本周氏蛋白,血清总蛋白(尤其球蛋白)显著增高。

一般来说,通过一份质量好的X线平片,有80%的把握可以初步诊断骨肿瘤,且可大致判断肿瘤的良恶性。但有些病例还需行进一步检查,如CT或MRI(磁共振)检查。

CT是一种非侵袭性的检查方法,能收集有关肿瘤的密度、体积及液体等三维立体信息,在鉴别良恶性及转移性肿瘤方面优于X线摄片。

MRI具有较高的软组织分辨率,无骨性伪影,直接多方向切层,能看出髓内病灶、软组织浸润范围以及肿瘤与血管、神经、脊髓的关系,可提供X线平片、CT所不能达到的诊断价值。

3. 对骨肿瘤有哪些治疗方法?

与其他肿瘤类似,目前对骨肿瘤常用的治疗方法有手术治疗、放疗、化疗、免疫与分子靶向药物治疗及中医中药治疗等。

手术治疗是主要手段。

对于良性肿瘤及瘤样病变，以手术治疗为主。选择好适应证，手术务求彻底，以防复发，注意保留肢体功能。

对于恶性肿瘤，则以抢救生命为主，争取保留肢体。对于化疗敏感及放疗敏感的肿瘤，术前即可开始化疗和（或）放疗，目的在于杀灭大部分肿瘤细胞，并消灭微小转移灶，使肿瘤缩小局限化，有利于手术切除。手术切除肿瘤后，可用大块异体骨移植、人工假体移植及肿瘤骨灭活再植等方法重建肢体功能，术后还需化疗 1～1.5 年。

对于某些瘤样病变（如骨囊肿、嗜酸性肉芽肿），可根据部位局部注射甲基泼尼松而治愈。

4. 什么是骨转移瘤?

骨转移瘤是指原发于全身其他部位的恶性肿瘤，通过血液、淋巴途径能移植至骨内继续生长而形成的肿瘤。

转移途径有下列两种。①血行转移：最多见，肿瘤栓子脱落，经血液循环转移至骨。②淋巴转移：由于骨髓腔内没有明显的淋巴管，故经淋巴系统的骨骼转移不是主要的途径。

骨转移瘤最先出现的症状是疼痛，有时轻微，有时剧烈。深部的骨转移瘤，初期不易发现肿胀和肿块，只有局部疼痛伴功能障碍。无原发肿瘤病史的中老年患者如果有持续性颈、胸、腰、臀及四肢关节痛，对症治疗无效，则应引起重视，及时就诊并定期随访。浅表部位的骨转移瘤所产生的肿胀及肿块可与疼痛同时出现。对于中老年由轻微外力所产生的骨折，应注意是否为转移瘤引起的病理性骨折。有许多骨转移瘤以病理性骨折为首发症状。位于脊柱的转移瘤因肿瘤压迫脊髓或导致病理骨折，常可产生不同程度的脊髓压迫症状，如瘫痪、大小便潴留等。

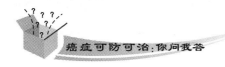

常见的骨转移癌有甲状腺癌、乳腺癌、肺癌、肾癌、前列腺癌、宫颈癌及肝癌等。

5. 骨肉瘤患者治疗后,什么情况才算治愈?

骨肉瘤由于其恶性程度高,易复发和转移,所以在手术后应定期复查和治疗。局部复发和肺部转移的早期发现是治愈的关键。为了监测骨肉瘤的进展,国外采取在手术后每 6 周行骨 X 线摄片和每 3 个月做肺部 CT 的随访复查方案,术后随访 3 年。国内大多数人实施复查方案有困难,因此,我们只能根据患者的不同情况对随访方案做相应调整。同时,由于肺转移常在骨肉瘤诊断后的 8~10 个月出现,因此,术后化疗应持续 1~1.5 年。

根据经验,若 3 年内无局部复发,无肺或其他部位转移,则这种无瘤存活的状态基本上可以称为临床治愈。

6. 什么是骨囊肿,可用什么方法治疗?

骨囊肿是骨的一种瘤样病变。其主要病理变化是骨组织内囊腔形成,内充满淡黄色或淡血性液体,内衬一层纤维薄膜。骨囊肿对机体的主要影响是骨的机械强度削弱了,极少会发生恶变。

骨囊肿的传统治疗方法是刮除病骨后植骨,但易复发。因植骨来源的限制,现对于年幼患者、骨囊肿较小的病例,常采取瘤腔内肾上腺皮质激素注射法,疗效较满意;对于年龄较大的患者、瘤腔较大或复发病例,亦可考虑做次全切除后的大块骨移植术,其主要优点是复发率较低。

7. 什么是骨纤维结构不良,应如何治疗?

骨纤维结构不良也是骨的一种瘤样病变,是骨形成中的发育异常。其对机体的主要影响是导致受累骨的机械强度下降。它有多发与单发之分,多发者常伴有性早熟和皮肤色素沉着,又称之为 Albright 氏综合征。

只有影响骨强度的骨纤维结构不良才需要手术治疗。传统的手术方法是病灶刮除后植骨或对畸形者行截骨矫形术等。

8.什么叫软组织肿瘤,可分为哪几类?

软组织肿瘤是指除骨、皮肤和各种脏器以外部位发生的肿瘤,即指发生于脂肪、肌肉、纤维、血管、淋巴管、间皮及周围神经等软组织的肿瘤。软组织肿瘤有良恶性之分:良性者被称为瘤,如脂肪瘤、平滑肌瘤及血管瘤等;恶性者被称为肉瘤,如脂肪肉瘤、平滑肌肉瘤及横纹肌肉瘤等。软组织肿瘤以良性多见,手术完整切除后即可治愈;恶性肿瘤虽然少见,但因其生长呈浸润性,并且可发生转移,对人体危害大,治疗较复杂,治愈率也较低,因此也是防治的重点。

一般根据组织来源对软组织肉瘤进行分类:①来源于纤维组织的:纤维肉瘤;②来源于组织细胞的:隆突性皮肤纤维肉瘤、恶性纤维组织细胞瘤、黄色肉芽肿、软组织巨细胞瘤及恶性组织细胞瘤;③来源于脂肪组织的:脂肪肉瘤;④来源于肌肉组织的:平滑肌母细胞瘤、平滑肌肉瘤及横纹肌肉瘤;⑤来源于血管和淋巴管的:血管外皮肉瘤、血管肉瘤、Kaposi 氏肉瘤及淋巴管肉瘤;⑥来源于周围神经的:恶性神经鞘瘤、神经母细胞瘤、嗅神经上皮瘤、节细胞性神经母细胞瘤、脊髓外软组织室管膜瘤及恶性嗜铬细胞瘤;⑦来源于滑膜和间皮的:滑膜肉瘤、上皮样肉瘤、透明细胞肉瘤、脊索样肉瘤及恶性间皮瘤;⑧其他:腺泡状软组织肉瘤、间叶肉瘤、未分化软组织肉瘤及放射性肉瘤。

9.软组织肉瘤的治疗原则是什么?

目前,软组织肉瘤的治疗方法仍为早期进行根治性外科手术切除。因其有局部浸润性生长的特点,故术后常易局部复发,尤其因解剖部位(如头颈、纵隔、腹膜后)或病期较晚而难以做彻底性切除者。

同时,软组织肉瘤易发生血行转移,即使做根治性切除,往往也可能发生远处转移。规范的治疗方法应该是以手术为主的多种方法的综合治疗(如手术＋放疗,手术＋化疗,手术＋放疗＋化疗),以降低局部复发率、截肢率和远处转移率,从而提高生存率。一般来说,软组织肉瘤单纯手术切除后5年生存率大约为50％;而采用综合治疗后,5年生存率可提高至70％左右。

胚胎性横纹肌肉瘤、上皮型滑膜肉瘤、黏液脂肪肉瘤、恶性纤维组织细胞瘤及纤维肉瘤均对放射线有不同程度的敏感性。当瘤体较小而照射剂量较大时,肿瘤细胞可以被有效杀灭。对软组织肉瘤的放疗一般采用高能射线,能量能在1.5兆伏以上,如加速器发射的X线和快中子发射的X线。

此外,化疗对横纹肌肉瘤、恶性间皮瘤及滑膜肉瘤等具有较好的疗效。目前,化疗除作为晚期患者的姑息性治疗外,常与手术和放疗综合应用,尤其作为手术的辅助治疗,以减少或推迟远处转移的发生,从而提高生存率。

10. 怎样推测软组织肿瘤是良性还是恶性的?

从病史推测,根据肿块已存在的时间、有无增大及增长速度快慢,大致可以推测肿瘤是良性还是恶性的。一般来讲,良性肿瘤增长速度较慢,多能长时间保持原状,但良性肿瘤如有出血囊性变,也可突然增大;而恶性肿瘤一般增长速度较快,体积较大。

从症状推测,良性软组织肿瘤大多数没有症状,但也有一些良性肿瘤可以有疼痛,如:神经鞘瘤发生在神经干时可有放射性疼痛,当压迫神经时症状更明显;皮下的平滑肌瘤遇温度升高也可诱发疼痛;如果瘤体内有出血,也可产生疼痛。此外,如果肿瘤较大,即使是良性的,也可压迫邻近的神经和脏器而产生相应的症状。恶性肿瘤的症状常较良性肿瘤明显,部分深部肿瘤在肿块尚不明显时即有疼痛、酸胀、不适等症状。但也有一些恶性肿瘤,生长缓慢,症状轻微,需加以注意。

从体征推测,表面皮肤如有粘连、水肿、静脉曲张,则大多为恶性。体积小的以良性居多,体积大的以恶性居多。良性肿瘤一般较软,但硬纤维瘤(此病少见)较硬,肿瘤如有钙化也较硬;恶性肿瘤一般较硬,但如有坏死也可较软,甚至出现波动感。肿瘤的活动度代表其是否有浸润:良性肿瘤容易被推动;恶性肿瘤活动度小而不易被推动;但腹膜后肿瘤,不论良恶性,活动度均较差。边界清楚的大多为良性,边界不清的大多为恶性。但这些区别仅是初步的,还必须结合病史、症状以及各种特殊检查才可得出正确的诊断。

11. 怎样诊治血管瘤?

血管瘤其实是先天性错构瘤,并非真性肿瘤。血管瘤大多出生时即存在或到年龄稍大时方出现,为小儿最常见的良性肿瘤,主要发生在全身的皮肤或皮下,亦可见于骨、内脏(如肝、肠及颅内)。根据外表形态和病理所见,血管瘤可分为毛细血管瘤、海绵状血管瘤和蔓状血管瘤等。毛细血管瘤多发生在皮肤,扁平,颜色鲜红,压之可褪色,故可称之为红斑痣;有的高出皮肤,表现高低不平,如杨梅状,被称为杨梅状血管瘤。海绵状血管瘤多发生于皮下,使皮肤稍隆起,透过皮肤可呈红色或蓝紫色,质软,压之能变平,一般较红斑痣大,甚至可长到巨大体积。蔓状血管瘤较少见,亦位于皮下,皮肤外观呈暗红或青紫色,能见到血管呈蜿蜒的索状物,压之亦可使之缩小,常可摸到血管搏动。

血管瘤的治疗应根据肿瘤类型、大小、部位及患者的年龄而定。毛细血管瘤一般可用冷冻治疗；其他类型的血管瘤多需要手术，有时可用血管硬化剂。如瘤体较小，不影响外观，尤其是婴幼儿的毛细血管瘤，有可能逐渐自行退缩，可暂不治疗。另外，血管瘤很少发生恶变。

12. 软组织肿瘤术后局部复发怎么办？

如将软组织良性肿瘤连同其包膜完全切除，一般不会复发。如肿瘤无包膜或呈浸润性生长（交界性肿瘤），若首次手术不彻底则易复发，一旦复发则应做广泛切除。

软组织恶性肿瘤易复发，情况也较复杂，治疗也比较困难。治疗方法应根据有无远处转移，肿瘤恶性程度，有无侵犯邻近的重要大神经、大血管及骨组织等决定。如无远处转移，局部未侵犯重要组织和器官，恶性程度也不高，则应尽量争取广泛切除；对于已侵及附近重要组织的四肢肿瘤，可考虑行截肢术。手术前后加用放疗（限于未曾放疗者）可提高手术疗效。如已有远处转移，则以化疗为主，局部可根据情况行手术治疗或放疗。复发后再手术的疗效一般不及首次彻底治疗者，故应重视首次手术及术后随诊，若能早期发现复发并尽早治疗，则效果相对较好。

第十六章　皮肤恶性肿瘤

1. 皮肤会生癌吗?

皮肤癌是常见的恶性肿瘤之一,但在我国的发病率很低,约占全身所有恶性肿瘤的 3％～5％。皮肤癌好发于身体暴露部位,如头、面、颈、手背等处。最常见的 3 种皮肤癌是基底细胞癌、鳞状细胞癌和黑色素瘤。基底细胞癌生长速度慢,很少发生远处转移但可能破坏周围组织,通常表现为皮肤上无痛隆起的肿块,表面发亮有小血管,往往发生溃疡。鳞状细胞癌则较基底细胞癌容易发生转移,通常表现为疣状结节,基底较硬,结节也会逐渐破溃形成溃疡。与基底细胞癌、鳞状细胞癌相比,黑色素瘤较为少见,但是黑色素瘤的恶性程度最高。痣的恶变表现为痣的大小、形状、颜色发生改变,痣的边缘不规则、颜色不均匀,可能会痒或流血。皮肤癌很多是由癌前期病变演化而来的,如经久不愈的溃疡(常见的有下肢溃疡,俗称"老烂脚")、瘘管、烧伤疤痕、日光性角化及着色性干皮病等。因此,及时治疗这些癌前病变对预防皮肤癌的发生有一定作用。皮肤癌发生在身体表面,易被觉察,易于做到"三早",治愈率很高。皮肤癌的治疗以手术为主,早期病例治愈率可达 95％以上。放疗对早期病变的效果亦良好。

2. 皮肤病与恶性肿瘤有关吗?

有一些特殊的皮肤病和皮肤表现与某些恶性肿瘤有关。①恶性黑棘皮病:患者多为中老年人,皮疹发展迅速、广泛,常累及黏膜,表现为皮肤颜色加深、干燥粗糙、细小乳头状突起等,伴发的内脏肿瘤多数为腺瘤,其中胃癌最多,其次为胰腺癌、肝胆管癌、乳腺癌、肠癌、子宫癌及卵巢癌等。皮疹与肿瘤关系密切。②成人皮肌炎:有相当一部分(25％～40％)皮肌炎患者常伴发恶性肿瘤,其好发于中年以上患者,并发的恶性肿瘤以鼻咽癌最多,其他有消化道、肺、乳腺等部位的恶性肿瘤。③面部皮肤潮红:阵发性颜面、颈部皮肤潮红是类癌综合征最常见、最有特征的表现,原发病灶以消化道、肺等部位的恶性肿瘤较多。④坏死松解性游走性红斑:是一种由腺肿瘤引起的罕见的皮肤疾病,这种类型的肿瘤被称为胰高血糖素瘤。⑤老年全身皮肤瘙痒症:发生于老年人,全身皮肤瘙痒,无季节变化影响,排除了糖尿病、甲状腺疾病及肝胆系统疾病等,可能与肿瘤有关,尤其是淋巴瘤。当然还有许多与肿瘤相关的皮肤病。因此,对某些久治不愈的少见的皮肤病,应考虑是否常伴发恶性肿瘤。

3. 日照时间久容易得皮肤癌吗?

我们的生活离不开阳光。对大多数人而言,适当的日光暴露是有益的。但过度日晒会使皮肤老化,并可能诱发皮肤癌。据统计,全球每年都有一两百万例这样的病例。日光中的紫外线(UV)不仅能灼伤皮肤,严重时可导致恶性黑色素瘤或其他皮肤肿瘤的发生。此外,紫外线还可能抑制免疫系统的某些功能,从而加速肿瘤的形成。现已证实,人在一生中任何时期(尤其是儿童期)严重的、间歇性的日光暴露,都会增加皮肤癌及黑色素瘤的发生风险。因此,我们应该牢记,日光照的影子越短,日光所造成的危害就越大,过多的日光暴露易引起皮肤肿瘤,尤其要尽可能地避免儿童时期的日光灼伤。

4. 皮肤黑痣会变癌吗?

黑痣是一种良性病变,黑痣变成恶性黑色素瘤的概率仅为几十万分之一,而约 60% 的恶性黑色素瘤发生于原有黑痣的基础上。因此,当有以下这些痣时要小心。①过大的痣:研究表明,相比于较小的黑痣,较大的黑痣发生恶变的概率相对较高(巨痣除外)。②易摩擦的痣:长在易摩擦部位的痣转为恶性痣的概率较高。如长在手掌、足部、颈部、腋下、胸部、头部、背部及生殖器等易受摩擦部位的色素痣,发生恶变的概率高,必须定期观察或直接切除,以防发生恶变及转移。③暴露在外的痣:阳光或紫外线可能增加痣发生变化的机会。④四肢的痣:东方人大部分的恶性黑色素瘤发生在手部及脚部。因此,如果发现手掌及脚掌的黑痣不正常地快速长大,一定要尽快就医。⑤不稳定的痣:会痛、会痒、会变色的痣。⑥先天的痣:一个人生来就有的痣演变为癌的风险较后天性的痣要高得多。如有形状不对称、边缘不整齐、颜色不均匀或直径超过 6 毫米的痣,则应及早到医院就诊,确诊需做病理学检查。一旦确诊为黑色素瘤,应及时做广泛切除或加区域淋巴结清扫术,术后还可并用化疗、免疫治疗等。需要强调指出的是,对任何黑痣切忌挑瘢、不完全切除或外敷腐蚀剂等,否则容易促发恶变或使已恶变的迅速扩散,造成不可弥补的损害。

5. 指(趾)甲也会长恶性黑色素瘤吗?

指甲或趾甲是不会长肿瘤的,当然也不会长恶性黑色素瘤,但指(趾)甲的下面的皮肤是可以长肿瘤的,也会长恶性黑色素瘤,医学上称之为甲下恶性黑色素瘤。此病大多先有甲下小黑斑(黑痣),可因某些刺激(如外伤)后,黑斑突然扩大;也有的原来并无黑斑,也没有外伤史,突然发现甲下有黑斑且增大较快,初期无或仅有轻度疼痛等症状，晚期可侵及指（趾）甲以外的皮肤并掀起指（趾）甲，流血性液。但有时要与外伤性甲下瘀血斑相区别。确诊要靠病理学检查。治疗原则与发生于其他部位的恶性黑色素瘤相同，但常需做截指（趾）术。因其易发生转移，故预后较差。

6. 雀斑与黑痣有何不同？

雀斑是一种常染色体显性遗传的色素性疾病，日晒是皮疹发生的必要因素，多在 3～5 岁出现皮损，较多见于女性。其数目随年龄增长而逐渐增加。其好发于面部，特别是鼻部和两颊，可累及颈、肩、手背等暴露部位。皮损呈浅褐或暗褐色，针头大小至绿豆大小，平滑不隆起；群集分布，孤立不融合；无自觉症状；夏季经日晒后，皮疹颜色加深、数目增多；冬季则减轻或消失。其与黑痣的不同点主要是平滑，不高出皮肤，不形成结节，色泽也较淡，春季可增多，冬季可减少或色泽变浅。雀斑不会恶变，不需治疗，如能减少日光直接曝晒，病变可减轻。

第十七章　造血系统肿瘤

1.什么是造血干细胞移植？

造血干细胞移植（Hematopoietic stem cell transplantation，HSCT）是指严重血液或免疫系统疾病的患者通过输注造血干细胞来重建正常骨髓造血和免疫功能的过程。常用的干细胞来源有骨髓、外周血和脐带血。因此,骨髓移植已不能完全概括所有HSCT 类型,但出于使用习惯仍沿用至今。HSCT 根据供者来源不同可分为异基因、同基因和自体 HSCT。移植的一般过程是:患者先接受大剂量化疗或者放疗,然后输入造血干细胞,造血和免疫功能经过一定时间逐渐恢复,达到清除肿瘤细胞、治疗疾病的目的。目前,HSCT 常用于治疗白血病、淋巴瘤和多发性骨髓瘤,也可用于治疗严重再生障碍性贫血、先天性造血或免疫缺陷等非癌症疾病。随着移植和支持治疗技术的不断提高,越来越多的癌症患者有望获得治愈的机会。

2.人为什么会患白血病？

白血病病因复杂,可能是多因素相互作用的结果,已知下列因素会增加患白血病的风险。①大剂量辐射:调查发现,在日本原子弹爆炸的幸存者中,白血病的发病率较普通人高。②化学物质:如长期接触苯或接受烷化剂等化疗的人群发生白血病的风险明显增加。③遗传因素:有遗传病、有高危家族史的一些人群的发病风险远高于普通人群。另外,病毒研究已发现,有10 多种小鼠白血病是由病毒引起的,HTLV 病毒可引起成人 T 细胞白血病，在白血病患者血清中可测到 HTLV 抗体。

3. 为什么诊断白血病要做骨髓检查？

正常人在出生后，骨髓一直是主要的造血器官。在正常情况下，骨髓中的细胞从幼稚细胞逐渐分化到成熟细胞，才能被释放进入周围循环血液中。白血病是由于骨髓中的造血干细胞或祖细胞发生了病变。因此，对白血病患者要做骨髓穿刺涂片检查，有时还要做骨髓活检，除了观察骨髓细胞形态外，还可以进行免疫学、细胞遗传学和分子生物学检查，从而了解骨髓细胞的质与量的变化，这样才能明确白血病的分类、分期并判断预后。另外，在疾病随访过程中也要注意复查骨髓，以助于判断疗效，早期发现白血病的复发或进展等，及时治疗。

4. 慢性粒细胞白血病患者为什么脾大特别明显？

大部分白血病患者伴有不同程度的脾大。其中，慢性粒细胞白血病患者脾大最为显著。这一方面是由于大量白血病细胞浸润脾脏，使脾变大；另一方面，慢性粒细胞白血病常合并不同程度的骨髓纤维化，当纤维化广泛而严重时，骨髓造血组织随之逐渐消失，这时脾脏会代偿性增生形成骨髓外造血，程度由轻到重，导致脾大特别明显。

5. 哪些症状、体征和实验室检查异常提示慢性粒细胞白血病有加速恶化或急变的可能性？

一般来讲，慢性粒细胞白血病的自然病程较长，它先有 3～5 年的慢性期，发展到一定程度时开始加速恶化直至发生急变，这个过程约为 0.5～1.5 年。当原来治疗有效的药物的治疗效果变得越来越差，患者感觉倦怠、乏力、盗汗、骨痛、消瘦、脾脏越来越大或者出现原因不明的发热，血常规发现贫血加重、血小板减少、嗜碱性粒细胞增多、白细胞计数进行性上升、原始细胞比例增高等,都提示慢性粒细胞白血病有加速恶化或者急变的可能,应该及时就医,进一步检查,调整治疗方案。

6. 为什么造血干细胞移植能治疗白血病?

白血病经化疗达到临床完全缓解后,其实体内尚存在大量的残余白血病细胞,只不过用一般的检查方法未能发现。造血干细胞移植的理想时机是白血病处于完全缓解状态;而部分未完全缓解的患者如果没有更好的治疗方法也可以考虑移植,但效果较差。通过超大剂量的化疗或放疗,尽可能杀灭残余白血病细胞,然后输入健康供者(异基因)或者自身(自体)的造血干细胞,重建正常的造血和免疫功能。其中,异基因移植伴随的移植物抗白血病效应能更有效地清除白血病细胞,而自体移植没有这种作用,因此异基因移植的复发率比自体移植的低。但是异基因移植的并发症比自体移植的多,如移植物抗宿主疾病、肝静脉闭塞综合征、各种感染出血、间质性肺炎及继发二次肿瘤等,常常影响患者的生活质量。总的来说,随着造血干细胞移植技术的不断进步,约50%以上的白血病患者可以获得长期存活。

7. 正常人捐献造血干细胞后对身体有影响吗?

正常人捐献骨髓或外周血是造血干细胞移植的关键环节之一。正常成年人骨髓平均重量为2.6千克,占体重的4.6%。骨髓具有强大的代偿能力,因此捐献骨髓或者外周血干细胞对供者的造血功能并无影响。骨髓的抽取是指在手术室里,供者在麻醉状态下由医生从其髂骨后面抽取骨髓。捐献骨髓后,供者可能有乏力、头晕和局部疼痛等不适,经过药物对症处理就能缓解,几周内就能完全恢复。目前,捐献外周血造血干细胞的方式更为普遍,它避免了手术创伤和麻醉的风险,供者接受4~6天的刺激造血的生白针,然后采集外周血,再用血细胞分离机分离

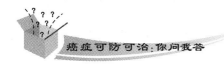

干细胞,最后得到干细胞悬液(体积约为 100～200 毫升)。用该方式,捐献者的失血量少,整个过程可有短时间的乏力、酸痛或麻木感觉。总之,造血干细胞捐献者可能有较短暂、轻微的不舒服,但一般可以完全恢复,对身体并无远期影响。

8. 什么是异基因造血干细胞移植?

异基因造血干细胞移植(allo-HSCT)是指用健康供者志愿捐献的造血干细胞进行移植的方法。提供造血干细胞的可以是受者(即患者)的父母、兄弟、姐妹等亲缘供者,也可以是志愿捐献的非亲缘供者。受者与供者之间要求人类白细胞抗原(Human leukocyte antigen,HLA)在一定程度上相互匹配。目前,通常检测 HLA 基因 10 个位点,一般会选择 8～10 位点相合的非亲缘供者或 HLA 位点一半相合的亲缘供者,后者使更多患者有机会接受 allo-HSCT,而且移植效果并不受到明显影响。移植后,供者细胞会识别和攻击受者细胞,造成组织器官损伤,出现排异反应,即移植物抗宿主病(Graft-versus-host disease,GVHD),但伴随的移植物抗肿瘤效应也有利于杀死和清除肿瘤细胞。目前,allo-HSCT 主要用于治疗急性白血病、再生障碍性贫血及地中海贫血等。

9. 对慢性粒细胞白血病患者,如何选择治疗方案?

慢性粒细胞白血病的传统治疗药物有羟基脲、白消安和干扰素等。目前,慢性粒细胞白血病的治疗已有很大进展,尤其是以伊马替尼为代表的酪氨酸激酶抑制剂(Tyrosine kinase inhibitor,TKI)的应用明显改善了慢性粒细胞白血病患者的预后,慢性期患者生存期可达 20 年以上,而且生活质量不受影响。慢性粒细胞白血病的治疗要根据病期、检查结果、风险程度以及年龄等因素选择调整方案。常用的 TKI 包括伊马替尼、达沙替尼、尼洛替尼、博舒替尼和普纳替尼等，它们的治疗剂量不同，副作用也不完全相同。异基因造血干细胞移植仍然是唯一的治愈慢性粒细胞白血病的方法，但是否决定移植仍需要慎重考虑。TKI治疗对 T315I 基因突变的慢性粒细胞白血病无效。加速或急变期的慢性粒细胞白血病患者在应用 TKI 后转为慢性期，这时如果有合适的供者，可以选择异基因造血干细胞移植。

10. 骨髓增生异常综合征可以做造血干细胞移植吗？

骨髓增生异常综合征（Myelodysplastic syndrome，MDS）也是常见的血液肿瘤之一。它的特征是骨髓造血干细胞受到损伤后影响正常血细胞发育成熟，外周血白细胞、红细胞和血小板减少。部分 MDS 会逐渐演变为白血病，因此 MDS 也曾被称为白血病前期。MDS 的治疗措施有支持治疗，传统药物或新药的化疗，如采用地西他滨等去甲基化药物及来那度胺等免疫调节剂。异基因造血干细胞移植可使大约 40％～50％ 的 MDS 患者获得治愈，其一般适用于中高危预后的年轻患者，对身体状况好的中老年患者也可以考虑，减低剂量的预处理也可使更多患者有移植的机会。尽管如此，部分患者移植后仍然会复发或者有长期并发症。

11. 急性白血病患者完全缓解后为什么会复发？

急性白血病患者经过诱导化疗后达到完全缓解，骨髓涂片中原始细胞小于 5％，这时症状和体征消失，体力恢复，表面上看似乎与正常人一样，然而，完全缓解并不等于治愈，仍然有复发的风险。据估计，急性白血病患者在初次发病时有（1×10^{10} ～ 1×10^{12}/升）白血病细胞，完全缓解后白血病细胞仍然还有 1×10^8/升左右，如果不继续治疗，白血病细胞很容易恢复增殖，最终导致复发，所以急性白血病需要在恰当的缓解期后进行治疗，以清除体内残存的白血病细胞，争取治愈。急性白血病缓解后

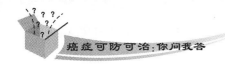

的治疗包括巩固、强化和维持阶段，一些患者可以在缓解期尽早接受造血干细胞移植。

12. 什么是组织细胞增多症？

组织细胞一般是指分化到一定阶段的单核细胞从骨髓中通过血流迁移至各种器官或组织中，最终分化而成的巨噬细胞、朗格汉斯细胞以及树突状细胞。组织细胞增多症是一组综合征，主要有三类，即朗格汉斯细胞组织增生症、恶性组织细胞增生综合征和组织细胞性嗜血细胞综合征。组织细胞增多症的临床表现不一。其中，恶性组织细胞增生综合征（简称恶组）急性起病，表现为长期高热，进行性全身衰竭，淋巴结和肝脾大，还可有黄疸、出血、皮肤损害和浆膜腔积液等，病情凶险，预后不良。异常组织细胞和多核巨组织细胞是恶性组织细胞增生综合征的主要诊断依据，目前也有人倾向于认为它是一种 T 细胞淋巴瘤。

13. 多发性骨髓瘤患者为什么会骨痛？

多发性骨髓瘤，又名浆细胞瘤，是恶性的浆细胞疾病，主要侵犯骨骼。在生理条件下，骨骼细胞不断自我更新，其中成骨细胞产生新骨，而破骨细胞破坏、吸收旧骨，两者维持平衡。骨髓瘤细胞通过分泌某些物质刺激破骨细胞活性，使旧骨破坏加速，但是成骨细胞没有生成相应新骨来代替，造成溶骨性损害，引起骨痛，骨骼变得脆弱而容易发生骨折。这种骨痛以腰背部最为多见，其次为胸骨、肋骨及四肢骨骼等痛；且骨痛往往在活动时加重，而在休息时可减轻；早期可为轻度、暂时的，随着病情进展可变为持续的、严重的。除了骨痛之外，多发性骨髓瘤的常见症状还有血钙增高、贫血、肾功能不全、高黏滞血症、淀粉样变性以及容易反复感染等。

14. 多发性骨髓瘤如何治疗？

在治疗多发性骨髓瘤前，应该明确多发性骨髓瘤的诊断和分期,根据患者年龄、身体状况、疾病严重程度及移植意愿等方面综合考虑选择治疗方案。常用化疗药物有美法仑、长春碱类、环磷酰胺、足叶已甙、阿霉素和苯达莫斯汀等,还有糖皮质激素(如地塞米松和泼尼松等)、免疫调节剂(如沙利度胺和来那度胺等)及蛋白酶体抑制剂(如硼替佐米和卡菲佐米等)。尽管单一药物也有一定疗效,但不同药物组合的联合方案治疗效果更好,如硼替佐米+环磷酰胺+地塞米松,以及来那度胺+地塞米松等。自体造血干细胞移植仍然是多发性骨髓瘤的常规治疗方案。其适用于 70 岁以下、身体状况良好的患者。需要注意,对准备移植的患者,一般先不推荐使用美法仑进行治疗,因为它会影响造血干细胞采集的数量。虽然多发性骨髓瘤不可治愈,但研究进展很快,相信更多新药的应用能够继续改善多发性骨髓瘤的预后,甚至达到治愈。

15. 什么是淋巴瘤,淋巴瘤有哪些类型?

淋巴瘤是一种起源于淋巴系统的恶性血液肿瘤,它占每年新发生血液肿瘤的一半以上。正常的淋巴细胞从生长分化到成熟需要经历不同的阶段,如果淋巴细胞在某一阶段发生恶变并且不断生长,最终取代正常细胞,就会发生淋巴瘤。临床上,淋巴瘤一般发生在淋巴结或有淋巴组织的器官,如胃肠道和皮肤等,约 75% 的成人淋巴瘤表现为浅表淋巴结肿大。根据细胞学特点,淋巴瘤可分为霍奇金淋巴瘤和非霍奇金淋巴瘤两大类。霍奇金淋巴瘤分类相对简单;而非霍奇金淋巴瘤的分类要复杂得多,分为几十种亚型。根据细胞类型,非霍奇金淋巴瘤可分为 B 细胞淋巴瘤(约占 85%)和 T/NK 细胞淋巴瘤(约占 15%),其中弥漫大 B 细胞淋巴瘤和滤泡性淋巴瘤是最常见的两种亚型。淋巴瘤在我国并不少见,有关资料表明,我国淋巴瘤的死亡率为 1.16/10 万,在常见恶性肿瘤中分别占第九位(男性)和第十一位

（女性）。

16. 淋巴结肿大是否就是淋巴瘤？

正常成年人在腹股沟、颈部及腋下均可触及淋巴结，质软，表面光滑，无压痛，可活动，直径一般不超过 0.5 厘米。但淋巴结肿大并没有统一标准，一般认为淋巴结直径超过 1 厘米为肿大。很多人担心淋巴结肿大会得淋巴瘤，实际上绝大多数淋巴结肿大是由于良性疾病引起的，如病毒或细胞感染，结核，慢性炎症以及自身免疫性疾病等。因此，没有必要过度焦虑，淋巴结肿大不一定就是淋巴瘤。如果发现淋巴结肿大，则应及时就诊，由医生进行评估，必要时行超声或 CT 等检查，动态观察淋巴结变化。一般良性疾病经过 3～4 周观察，淋巴结肿大会逐渐消退；如果淋巴结质地硬，活动度差，或者进行性肿大，或者合并乏力、不明原因发热和消瘦等症状，则应尽早做淋巴结活检，以明确诊断或排除淋巴瘤或其他恶性肿瘤。

17. 非霍奇金淋巴瘤的治疗方案有哪些？

一般来说，霍奇金淋巴瘤和非霍奇金淋巴瘤的总体治疗方案不同。其中，非霍奇金淋巴瘤有更多不同亚型，治疗方案也因人、因病而异。在身体状况允许的情况下，病期越晚，治疗强度越大，周期也越长。联合化疗是淋巴瘤初始治疗的基础，局部放疗和造血干细胞移植对部分患者也有效，以利妥昔单抗为代表的免疫治疗联合化疗提高了对 B 细胞淋巴瘤的治疗效果。常用的免疫治疗联合化疗方案有 R-CHOP、R-EPOCH，单纯化疗方案有 HyperCVAD、DHAP、ICE、F-CVP 以及苯达莫司汀等。对一些化疗敏感的 Ⅲ～Ⅳ 期侵袭性淋巴瘤，自体造血干细胞移植能减少复发，延长生存期。随着免疫调节剂、蛋白酶抑制剂以及表观遗传药物等新型治疗药物的不断出现，淋巴瘤的疗效有望进一步提高,相当一部分淋巴瘤通过综合治疗可以得到治愈。

18. 为什么要注意咽淋巴环恶性淋巴瘤患者腹腔内有无新病灶?

咽淋巴环指包括鼻咽、软腭、扁桃体及舌根在内的环形淋巴组织。咽淋巴环恶性淋巴瘤在放疗中或放疗结束后复查,应注意腹腔内胃肠道是否有新病灶,其主要原因是恶性淋巴瘤具有广泛性(多中心)发生机制,另外也与同一胚胎起源有关。淋巴瘤还可以通过血流、淋巴液沿胸导管向腹内侵袭。

19. 如何评估淋巴瘤的病期?

淋巴瘤的确诊需要依靠病理诊断,要尽可能明确淋巴瘤的亚型。淋巴瘤是全身性疾病,初次治疗前不仅要详细询问病史和仔细体检,而且要进行血、骨髓化验及超声、CT 和 PET 等全面检查来正确评估病期。根据目前广泛应用的国际临床分期法,即 1989 年修订的 Ann Arbor-Cotswold 分期法,淋巴瘤可分为四期。Ⅰ期:病变仅限于一个淋巴结区(Ⅰ)或单个结外器官局限受累(ⅠE);Ⅱ期:病变累及横膈同侧两个或更多的淋巴结区(Ⅱ),或病变局限侵犯淋巴结以外器官及横膈同侧一个以上淋巴结区(ⅡE);Ⅲ期:横膈上下均有淋巴结病变(Ⅲ),可伴脾累及(ⅢS),淋巴结外器官局限受累(ⅢE),或脾与局限性结外器官受累(ⅢSE);Ⅳ期:一个或多个淋巴结外器官受到广泛性或播散性侵犯,伴或不伴淋巴结肿大。如肝或骨髓受累,即使局限性也属Ⅳ期。分期记录符号:E 表示结外;S 表示脾脏。各期按全身症状的有无分为 A、B 两组,无症状者归为 A 组,有症状者归为 B 组。"B 症状"是指非感染性发热 38℃ 以上,连续 3 天以上,盗汗,6 个月内体重减轻 10% 以上。准确分期是决定淋巴瘤治疗方案的关键,对预后的判断也有重要的参考价值。